Die Vertreibung der Jüdischen Ärzte
des Allgemeinen Krankenhauses Hamburg St. Georg

Gewidmet Professor Dr. Josef Heine 10.5.1895 bis 16.9.1966
Prosektor am Allgemeinen Krankenhaus St. Georg
von 1933 bis 1962

Aus dem Arbeitsschwerpunkt Allgemeinmedizin und
Gesundheitssystemforschung im
Universitätskrankenhaus Eppendorf
Direktor: Prof. Dr. Hendrik van den Bussche

Die Vertreibung der Jüdischen Ärzte

des Allgemeinen Krankenhauses
Hamburg - St. Georg
im Nationalsozialismus

Dissertation zur Erlangung eines Doktors der Medizin
Fachbereich Medizin der Universität Hamburg
- überarbeitete Fassung -

vorgelegt von
Matthias Andrae
aus Hamburg

Hamburg, August 2003

Alle Rechte beim Autor
Herstellung: Books on Demand GmbH, Norderstedt
ISBN 3-8330-1040-1

Inhalt

Vorwort

Für einen kleinen Kreis Interessierter habe ich meine Doktor-Arbeit vom Frühjahr 1997 hervorgeholt, durchgesehen und den einen oder anderen Stil- und Verständnisfehler korrigiert und manches aktualisiert. So weise ich auf die Benennung des im AK St.Georg errichteten Bettenhauses nach Friedrich Wohlwill hin. Auch die seit 1998 am AK St.Georg nicht mehr stattfindende Verleihung des Deneke-Preises wurde erwähnt.

Vielleicht regt diese kleine Veröffentlichung zur weiteren Beschäftigung mit der Krankenhausgeschichte an – in St.Georg und den anderen Krankenhäusern der Stadt.

Hamburg, Juni 2003   Matthias Andrae

I Einleitung

Die vorliegende Arbeit beschäftigt sich mit den 14 Ärzten des Allgemeinen Krankenhauses Hamburg-St.Georg, die mit Machtergreifung der Nationalsozialisten ihre Anstellung im Krankenhaus verloren hatten. Die Entlassung oder verweigerte Verlängerung der Anstellung erfolgte auf Grund des „Gesetzes zur Wiederherstellung des Berufsbeamtentums." Die Arbeit versucht die näheren Umstände der Entlassung aufzuklären und rekonstruiert die Lebensläufe der vertriebenen Mediziner. Außerdem wird versucht, die politische Stimmung innerhalb der Ärzteschaft des AK St. Georg im Nationalsozialismus zu skizzieren. Beispielhaft werden die Lebensläufe von drei leitenden Ärzten aus der Zeit der NS-Herrschaft rekonstruiert.

Grundlage der staatlichen Zwangsmaßnahmen der Nationalsozialisten war das erwähnte „Gesetz zur Wiederherstellung des Berufsbeamtentums" vom 7. April 1933, in dem es in § 3, Abs. 1 hieß:

„Beamte, die nicht arischer Abstammung sind, sind in den Ruhestand (§§ 8ff.) zu versetzen; ..." [1].

Im § 15 des Gesetzes wurde die sinngemäße Anwendung der Bestimmungen auch für Arbeiter und Angestellte für rechtens erklärt. Bis zum Jahre 1935 sind sieben

---

1. Fijal, A.: Die Rechtsgrundlagen der Entpflichtung jüdischer und politisch missliebiger Hochschullehrer nach 1933 sowie des Umbaus der Universitäten im nationalsozialistischen Sinne. Berlin 1994, S.106. In: Akademie der Wissenschaften zu Berlin (Hg.): Forschungsbericht 7, Exodus von Wissenschaften aus Berlin. Berlin 1994, S. 106-115. Im folgenden: Fijal 1994.

Durchführungsverordnungen, fünf Änderungsverordnungen zur 2. Durchführungsverordnung und sechs Änderungsgesetze ergangen,

> „deren zeitliche Abfolge und inhaltliche Präzisierung die praktische Umsetzung der legislatorischen Vorgaben im Sinne der Nationalsozialisten verdeutlichen"[2].

In der „1. Durchführungsverordnung (DVO) zum Gesetz zur Wiederherstellung des Berufsbeamtentums" vom 10. April 1933 hieß es unter Nr.2 zu § 3, Abs. 1:

> „Als nicht arisch gilt, wer von nicht arischen, insbesondere jüdischen Eltern oder Großeltern abstammt. Es genügt, wenn ein Elternteil oder ein Großelternteil nicht arisch ist. Dies ist insbesondere dann anzunehmen, wenn ein Elternteil oder ein Großelternteil der jüdischen oder ein Großelternteil der jüdischen Religion angehört"[3].

In der Folge kam es zur Entlassung einer großen, bis heute nicht exakt bekannten Zahl[4] von Angehörigen des öffentlichen Dienstes. Im Gesetzestext (§ 3, Abs.1) wurden diejenigen ausgenommen,

> „die bereits seit dem 1. August 1914 Beamte gewesen sind oder die im Weltkrieg an der Front für das Deutsche Reich oder für seine Verbündeten gekämpft haben oder deren Väter oder Söhne im Weltkrieg gefallen sind"[5].

---

2. Fijal 1994, S. 106.
3. Zitiert nach: Fijal 1994, S. 107.
4. Kümmel, W.F.: Die „Ausschaltung" der jüdischen Ärzte in Deutschland. Berlin 1984, S. 37. In: Pross, C., Winau, R. (Hg.): Nicht mißhandeln - Das Krankenhaus Moabit. Berlin 1984, S. 37-50. Im folgenden: Kümmel 1984.
5. Zitiert nach: Fijal 1994, S. 106.

Tatsächlich wurde die sogenannte Frontkämpferregelung unter Verweis auf „politische Unzuverlässigkeit" umgangen.[6] Grundlage war das Gesetz selbst, das Entlassungen auch dann zuließ, „wenn die nach dem geltenden Recht hierfür erforderlichen Voraussetzungen nicht vorliegen"[7]. Willkürakten war somit Tür und Tor geöffnet.

Die Bestimmungen lösten unter den Ärzten eine erste Emigrationswelle in den Jahren 1933/34 aus, der im Zeitraum 1938 bis 1939, also nach dem „Anschluss" Österreichs, dem endgültigen Entzug der Kassenzulassung für jüdische Ärzte und dem Approbationsentzug[8] eine weitere Auswanderungswelle folgte[9]. In dem von Kröner untersuchten Kollektiv emigrierte der Großteil der Ärzte in die USA (50%), Palästina (22,4%) und nach Großbritannien (12%), die restlichen 16 % in europäische Länder (7%), nach Lateinamerika (3,5%), Australien und Neuseeland (2%), Kanada (1,5%), Asien (im wesentlichen Shanghai, 1%) und Afrika (1%)[10]. Insgesamt verließen nach Schätzung von Kröner zwischen 9000 und 10000 deutschsprachige Mediziner ihre Heimat, davon stammten ca. 6000 bis 6500 aus Deutschland in den Grenzen von 1937[11]. Leib-

---

6. Kröner, H.P.: Die Emigration deutschsprachiger Mediziner im Nationalsozialismus. Weinheim 1989, S.4. In: Berichte zur Wissenschaftsgeschichte, Sonderheft 12(1989), Weinheim 1989. S. 1- 44. Im folgenden: Kröner 1989.
7. Zitiert nach: Kümmel 1984, S. 37.
8. Die Kassenärztliche Vereinigung Deutschland entzog allen jüdischen Ärzten zum 1. Januar 1938 die Zulassung der Ersatzkassen und schloss zum 1. Mai 1938 alle jüdischen Ärzte von der Behandlung in der Fürsorge aus. Die Reichsregierung erklärte in der „Vierten Verordnung zum Reichsbürgergesetz" vom 25. Juli 1938 alle Bestallungen jüdischer Ärzte zum 30. September 1938 für erloschen. Lediglich 709 Ärzten wurde widerruflich gestattet, als sogenannte Krankenbehandler jüdischer Patienten tätig zu sein.
9. Kröner 1989, S. 17.
10. Ebenda.

fried schätzt in seiner Arbeit für Deutschland eine vergleichbare Zahl [12].

Im Rahmen zahlreicher Veröffentlichungen zur Gesundheitspolitik im Nationalsozialismus sind viele Arbeiten erschienen, die sich mit der Vertreibung der jüdischen Ärzte aus Deutschland auseinandersetzen[13], jedoch fehlen „Konkretisierungen dieser Ausgrenzung auf der Ebene der Alltags- und Regionalgeschichte. Zu denken wäre an die Untersuchung einzelner Städte, Hochschulen oder auch Institutionen wie Krankenhäuser"[14]. Auch mit den Verhältnissen am Allgemeinen Krankenhaus St. Georg, dem ältesten Krankenhaus Hamburgs[15], hat sich bislang noch keine Publikation beschäftigt. Hierzu will die vorliegende Arbeit einen Beitrag leisten, indem die Biographien der vom NS-Regime aus dem Krankenhaus vertriebenen Ärzte soweit wie möglich rekonstruiert werden. Die Recherchen zu dieser Arbeit erbrachten auch Erkenntnisse über die Situation im Krankenhaus nach der NS-Machtergreifung. In Zusammenhang mit dem Wirken des Prosektors Josef Heine wird auf die Möglichkeit soli-

---

11. Ebenda, S. 15.
12. Leibfried S.: Stationen der Abwehr. Berufsverbot für Ärzte im Dritten Reich 1933-1938. New York City 1982. In: Leo-Baeck-Institute-Bulletin 62, New York City 1982. Im folgenden: Leibfried 1982.
13. Vergleiche: Kröner 1989. - Kümmel 1984. - Fijal 1994. - Leibfried 1982. - Pross, C., Winau, R. (Hg.): Nicht misshandeln - Das Krankenhaus Moabit. Berlin 1984. - Kudlien, F.: Ärzte im Nationalsozialismus. München 1985. - Van den Bussche (Hg.): Medizinische Wissenschaft im „Dritten Reich". Hamburg 1989. Im folgenden: van den Bussche 1989. - Jäckle, R.: Schicksale jüdischer und „staatsfeindlicher" Ärztinnen und Ärzte nach 1933 in München. München 1988. - Baader, G.: Politisch motivierte Emigration deutscher Ärzte. In: Berichte zur Wissenschaftsgeschichte 7/1984. Weinheim 1989, S. 67-84.
14. Kröner 1989, S.25.

11

darischer Beziehungen zu den Vertriebenen und Bedrohten hingewiesen und zugleich der Versuch unternommen, „die Alltagsgeschichte der Vertreibung zu kontrastieren mit der Alltagsgeschichte der Verbliebenen, der Ärzte im Nationalsozialismus"[16]. Anhand der vorliegenden offiziellen Veröffentlichungen des Krankenhauses wird der Nachweis erbracht, dass bis 1999 keine förmliche Würdigung der einstmals vertriebenen Ärztinnen und Ärzte erfolgte.

15. Zur Geschichte vergl.: Allgemeines Krankenhaus St. Georg (Hg.): Festschrift nach seiner baulichen Neugestaltung. Hamburg 1912 (im folgenden: Festschrift 1912). - Allgemeines Krankenhaus St. Georg (Hg.): Das Allgemeine Krankenhaus St.Georg zu Hamburg. Düsseldorf 1928. - Rodegra, H.: Vom Pesthof zum Allgemeinen Krankenhaus. Die Entwicklung des Krankenhauswesens in Hamburg zu Beginn des 19. Jahrhunderts. Münster 1977. In: Studien zur Geschichte des Krankenhauswesens, Band 7. Münster 1977, im folgenden: Rodegra 1977. - Gesundheitsbehörde Hamburg (Hg.): Hygiene und soziale Hygiene in Hamburg. Hamburg 1928. - Rodegra, H.: Das Gesundheitswesen der Stadt Hamburg im 19. Jahrhundert unter Berücksichtigung der Medizinalgesetzgebung (1586-1818-1900). Wiesbaden 1979 (im folgenden: Rodegra 1979). - Boedecker, D.: Die Entwicklung der Hamburgischen Hospitäler seit Gründung der Stadt bis 1800 aus ärztlicher Sicht. Hamburg 1977. Kröner 1989, S.25.
16. Kröner 1989, S.25.

II Quellen und Dokumente

Insgesamt wurden 87 Generalakten der Jahre 1933 bis 1938 aus dem Büro des Senators für Innere Verwaltung[17] gesichtet, alle im Staatsarchiv Hamburg archiviert. Mit Zustimmung der Familie Richards konnte eine Urteilsbegründung des Oberverwaltungsgerichts Hamburg zu einem Wiedergutmachungsverfahren durchgesehen werden. Außerdem erfolgte die Auswertung von insgesamt 59 Personalakten aus den Beständen des Staatsarchivs Hamburg[18]. Bemühungen um Zugang zu weiteren Personalakten des AK St.Georg aus der Zeit 1933 - 1945 blieben bei verschiedenen Institutionen (Präses der Behörde für Arbeit, Gesundheit und Soziales, Personalabteilung des AK St. Georg) erfolglos, da aus dem Zeitraum bis 1948 keine Unterlagen mehr auffindbar waren. Die laut Festschrift des AK St.Georg bei den schweren Bombenangriffen unversehrt gebliebenen ärztlichen Personalakten dieses Zeitraums[19] sind heute nur noch teilweise in den Beständen des Staatsarchivs Hamburg auffindbar. Zur Ermitt-

---

17. Dem Senator für die „Innere Verwaltung" unterstanden gemäß Landesverwaltungsgesetz vom 14. 9. 1933 die sogen. Mittelbehörden Polizei, Gesundheits- und Fürsorgebehörde und Landherrenschaft. Der SS-Mann Alfred Richter hatte von 1933 bis 1937 dieses Amt inne. Es handelt sich um folgende Bestände: Innere Verwaltung, 113-2. - Innere Verwaltung-Staatsamt, 131-6. - Senatskanzlei-Personalabteilung I, 131-10[I] - Senatskanzlei-Personalabteilung II, 131-10[II]. - Medizinalkollegium, 352-3.
18. Es handelt sich um folgende Bestände: Hochschulwesen, Dozenten- und Personalakten IV, 361-6 - Gesundheitsverwaltung-Personalakten, 352-10.
19. Allgemeines Krankenhaus St. Georg (Hg.): Allgemeines Krankenhaus St. Georg in Hamburg, Festschrift zu seinem 125jährigen Bestehen. Hamburg 1948, S. 77. Im folgenden: Festschrift 1948.

lung der vertriebenen Ärzte musste deshalb auf die relativ ungenauen Angaben des Reichs-Medizinal-Kalenders[20] sowie der Hamburger Adressbücher[21] zurückgegriffen werden. Auf Grund der geänderten Einträge nach der NS-Machtergreifung konnte so eine Liste vermutlich entlassener ärztlicher Mitarbeiter erstellt werden. Nach Abgleich mit der erhalten gebliebenen blauen und roten Steuerkartei der Jüdischen Gemeinde[22] ließ sich der Kreis der nachweislich vertriebenen Ärzte weiter eingrenzen. Außerdem wurden alle Namen mit der Ärztematrikel[23] der Freien und Hansestadt Hamburg und dem „Gedenkbuch für die Opfer der Verfolgung der Juden unter der nationalsozialistischen Gewaltherrschaft"[24] abgeglichen. Beispielhaft sei das Vorgehen anhand der Ärztin Martha Rosin beschrieben. Im Hamburgischen Adressbuch von 1933 und 1934 findet sich im Ärzteverzeichnis folgender Eintrag: „Fräulein Dr. med. Rosin, M., hospitierende Ärztin im AK St.Georg"[25, 26].
In der Ausgabe 1935 ist der Namenseintrag noch vorhanden, jedoch ohne den Zusatz „hospitierende Ärztin im AK St. Georg". Personalakten von Martha Rosin waren

20. Reichs-Medizinal-Kalender, Thieme-Verlag, Leipzig. Teilweise archiviert in der Bibliothek des Ärztlichen Vereins zu Hamburg.
21. Hamburger Adressbuch, Ausgaben 1933, 1934, 1935 und 1937 - jeweils Teil III. Archiviert im Staatsarchiv Hamburg, Lesesaal.
22. Es handelt sich um Steuerakten der Finanzbehörde Hamburg, die einer 80jährigen Sperrung unterliegen, eine direkte Einsicht ist nicht möglich. Das Staatsarchiv Hamburg (StA HH) erteilt jedoch in Einzelfällen namensbezogene Auskünfte.
23. StA HH, Ärztematrikel ICH, Band 6 (im folgenden: Ärztematrikel + laufende Nummer).
24. Bundesarchiv(Hg.): Gedenkbuch - Opfer der Verfolgung der Juden unter der nationalsozialistischen Gewaltherrschaft. Koblenz 1986.
25. Hamburger Adressbuch 1933, Abschnitt III, S. 1418.
26. Hamburger Adressbuch 1934, Abschnitt III, S. 1401.

nicht mehr auffindbar. Die bibliographischen Daten konnten durch die Ärztematrikel[27] ermittelt werden. Die Suche in der roten und blauen Steuerkartei ergab, dass Frau Rosin Mitglied der Jüdischen Gemeinde Hamburg war und Hamburg 1940 verlassen hatte. Anlässlich eines Besuchs der Public Library in New York City erfolgte die Durchsicht des „American Medical Directory" der Jahre 1936, 1950 und 1968. In der Ausgabe 1950[28] fand sich der Eintrag „Rosin, Martha" mit den gleichen biographischen Daten wie in der Hamburger Ärztematrikel, die Auswanderung in die USA konnte somit nachgewiesen werden. Die entstandene Liste mit Namen tatsächlich und vermutlich vertriebener Ärzte des Krankenhauses wurde in Form einer Anzeige im „Aufbau", einer weltweit vertriebenen, deutschsprachigen und in New York City erscheinenden jüdischen Zeitung veröffentlicht[29]. Die sich ergebenden Korrespondenzen führten wiederum zur Aufklärung des weiteren Lebensweges von Frederick Bornstein. Außerdem konnten Kontakte nach Chicago geknüpft werden, um weitere Informationen über Martha Rosin zu erhalten.

Zweimalige Besuche beim Leo-Baeck-Institut in New York blieben betreffend der in die USA emigrierten Ärzte ergebnislos. Eine von Friedrich Wohlwill in den 50er Jahren verfasste Familienbeschreibung wurde leider unvollständig vorgefunden, sie endet bei Wohlwills Vorschulzeit.[30]. Anfragen beim Leo-Baeck-Institut Jerusalem und

---

27. Ärztematrikel, laufende Nr. 986, Rosin, Martha.
28. American Medical Directory - Section Illinois. Washington D. C. 1950, S. 1043.
29. Andrae, M.: Suchanzeige. In: Der Aufbau, New York City, January 1, 1993, S.23
30. Wohlwill, F.: Erinnerungen 1850-1950. Archiviert in: Leo-Baeck-Institute New Cork City, ME694. Archivbeschreibung: Biographical sketch of Emil Wohlwill; reminiscences of Hamburg childhood at the end of the 19th Century, reflections on religion, 21p.

der Gedenkstätte Yad Washem in Israel ergaben keine weiterführenden Informationen.

In zwei Fällen (Frederick Bornstein und Richard Kohn) konnte durch Kontakte zu Familienangehörigen eines vertriebenen Arztes dessen Lebenslauf aufgeklärt werden. Das im Staatsarchiv Hamburg vorhandene Familienarchiv Lippmann[31] eignete sich hervorragend zur Dokumentation des Lebens eines vertriebenen St.Georger Arztes. Gemeinsam mit den ebenfalls erhaltenen Personalakten Arthur Lippmanns ließ sich die ärztliche Tätigkeit Lippmanns, die Jahre bis zum Verlassen Deutschlands sowie der Neubeginn in Australien detailliert beschreiben. Insgesamt wurden 53 Akten des Familienarchivs ausgewertet.

Interviews mit Zeitzeugen führten zu Informationen über die Situation des Krankenhauses in den Jahren 1933 bis 1945[32].

---

31. StA HH, Familienarchiv Lippmann, 622-1.
32. Es handelt sich um:
   Prof. Werner Selberg, der von 1939 bis 1953 am AK St. Georg ärztlich tätig war, im Zeitraum 1941 bis 1953 als Oberarzt am Pathologischen Institut. Das Gespräch mit Prof. Selberg fand am 29. 1. 1992 statt.
   Fr. Dr. Maria Hertz, Assistenzärztin am AK St.Georg von 1938 bis 1948. Das Gespräch mit Fr. Dr. Hertz fand am 29. 1. 1995 statt.
   Dr. Ernst Haack, Assistenz- und Oberarzt am AK St. Georg von 1933 bis 1942. Das Gespräch mit Dr. Haack fand am 27.4.1992 statt.
   Prof. Werner Schmidt, zur Person vgl. III.3.4. ff. Das Gespräch mit Prof. Schmidt fand am 2.4.1992 statt

III Ergebnisse

1.Das AK St. Georg von der Gründung bis zum Jahre 1948

Das Allgemeine Krankenhaus St.Georg wurde im Jahre 1823 am damaligen nordöstlichen Stadtrand durch den Senat der Freien Hansestadt Hamburg eröffnet, nachdem im Januar 1814 der alte „Pesthof", vor dem Millerntor am Westrand der Stadt gelegen, von den französischen Besatzern niedergebrannt worden war, um freies Schussfeld gegen die nahenden Armeen Preußens und Russlands zu erhalten[33]. In den Jahren bis 1823 waren Kranke und Gebrechliche in verschiedenen und wechselnden Gebäuden Hamburgs untergebracht worden:

„Die Kranken wurden in das hamburgische Dorf Eppendorf gebracht und in mehreren Privathäusern betreut. Nach dem Abzug der französischen Truppen konnte das am Sagerplatz gelegene Schulhaus als Spital eingerichtet werden. Dieses Haus musste jedoch später für die russischen Truppen freigemacht werden, die dort ein Militärlazarett einrichteten. Wiederum erfolgte eine Umquartierung der Kranken, und zwar in das ehemalige Leihhaus, Lombard genannt, welches an der Binnenalster lag. Hier war die vorläufige Bleibe"[34].

---

33. Kressin, A.: Vom alten Hamburger „Krankenhof" zum neuen „Allgemeinen Krankenhaus" in der Vorstadt St. Georg. Hamburg 1961, S.4.
34. Rodegral 979, S. 111.

Die Überfüllung des Lombardhauses veranlassten Bürgerschaft und Rat, den Neubau eines Krankenhauses in Angriff zu nehmen und am 1. Oktober 1818 auch offiziell zu beschließen[35]. Dem Beschluss vorausgegangen war bereits im Jahre 1815 ein von der Patriotischen Gesellschaft Hamburg ausgeschriebener Wettbewerb um den besten Entwurf zu einem neuen Krankenhaus. Der erste Preis fiel an den Stadtbaumeister Carl Ludwig Wimmel, nach dessen weiterentwickelten Plänen das Haus vom 28.6.1821 an errichtet wurde, um schließlich am 10. November 1823 feierlich und mit dem Namen „Allgemeines Krankenhaus" eröffnet zu werden[36]. Bei seiner Eröffnung war das neue Krankenhaus „ein damals mustergültiges Werk ... mit Wasserleitung, Kanalisation, Wasserklosetts und einer Krankenbelegzahl von 1088 Betten"[37].

Das Krankenhaus verfugte über eine Innere Abteilung mit 448 Betten und eine Chirurgische Abteilung mit 203 Betten sowie 157 Betten für an Krätze und Syphilis leidende Patienten. 246 Betten waren für geisteskranke Patienten vorgesehen, hiervon 82 in Kellerräumen, den sogenannten Irrenkellern[38]. Das neue Hamburger Krankenhaus wurde sofort nach seiner Gründung sehr stark beansprucht, wie aus der stetigen Zunahme der Krankenzahlen in den Jahren 1824 bis 1840 von 3951 auf 6120 deutlich

---

35. Rodegra 1979, S. 113.
36. Rodegral 979, S. 114.
37. Hegler, C.: Das Allgemeine Krankenhaus St. Georg in Hamburg. Hamburg 1928, S. 118. In: Gesundheitsbehörde Hamburg (Hg.): Hygiene und soziale Hygiene in Hamburg, Hamburg 1928, S. 118-136. Im folgenden: Hegler 1928.
38. Rodegra 1979, S. 122.

wird[39]. In einer Beschreibung der Hamburger Krankenhäuser aus dem Jahre 1901 heißt es dazu:

„Die Bettenzahl in der neuen Anstalt betrug 1000,
sehr bald aber reichten diese nicht mehr hin, um die
hilfesuchenden Kranken unterzubringen, so dass
sich schwere Missstände ausbildeten. Der Platzman-
gel erklärt sich vor allem daraus, dass viele chroni-
sche Kranke, namentlich die Geisteskranken, Jahr
und Tag in dem Krankenhaus verblieben. So betrug
z.b. die durchschnittliche Behandlungsdauer im
Jahre 1824 pro Kopf 164 Tage gegen 30 im Jahre
1898"[40].

Die rasante Zunahme der Patientenzahlen führte
schließlich zu einer baulichen Erweiterung des Hauses.
Nachdem bereits 1848 ein Haus in der Langen Reihe hin-
zugekauft worden war, erfolgte in den Jahren 1852 bis
1856 die Errichtung zweier großer Gebäudeflügel beiderseits des Hauptgebäudes. Hierdurch erhöhte sich die Bettenzahl auf über 1800[41]. Im Jahre 1864 wurde die sogenannte Irrenanstalt Friedrichsberg, das heutige AK Eilbek,
eröffnet, und in der Folge begann die Überführung einer
großen Zahl geisteskranker Patienten in die neue Anstalt[42].
Trotzdem kam es durch die schnelle Stadtentwicklung zu
einer ständigen Überfüllung des Krankenhauses[43], die in
der zweiten Hälfte des 19. Jahrhunderts erneute Neubauten erforderlich machte:

---

39. Rodegral 977, S. 34.
40. Krankenhaus-Collegium (Hg.): Die Allgemeinen Krankenhäuser
und Irrenanstalten der Freien und Hansestadt Hamburg. Hamburg 1901, S. 86. Im folgenden: Hamburg/Krankenhäuser 1901.
41. Hamburg/Krankenhäuser 1901, S. 86.
42. Ebenda.
43. Hamburg/Krankenhäuser 1901, S. 9.

19

„In den Jahren 1868-74 entstanden dann 2 hölzerne und 4 massive heizbare Krankenbaracken mit in Summa ca. 116 Betten. Ganz besonders hervorgehoben zu werden verdient der Bau einer grossen massiven Baracke im Jahre 1881 und zwar deswegen, weil in derselben der damalige ärztliche Direktor der Anstalt Dr. CURSCHMANN unter Berücksichtigung der modernen hygienischen Forderungen ein mustergültiges Modell schuf, nach welchem später die Pavillonbauten des Eppendorfer Krankenhauses aufgeführt und eingerichtet wurden"[44].

Das starke Bevölkerungswachstum und die begrenzten Ausbaumöglichkeiten im Stadtteil St.Georg führten im November 1882 zum Beschluss von Senat und Bürgerschaft, den Bau eines „Neuen Allgemeinen Krankenhauses" im noch außerhalb des Zentrums gelegenen Eppendorf [45,46] durchzuführen. Mit dieser Entscheidung wurde das alte Krankenhaus zurückgestuft auf das Niveau eines Pflegehauses:

„Als im Jahr 1888 das neue Allgemeine Krankenhaus in Eppendorf dem Betrieb übergeben wurde, sank das nunmehrige alte Haus zu einer Anstalt zweiten Ranges herab. Es war jetzt als Siechenhaus gedacht, dem nur in Hinblick auf seine günstige Lage in nächster Nähe der Stadt eine ganz kleine Aufnahmeabteilung für nicht transportfähige Kranke verbleiben sollte. Die ärztlichen Interessen sollten vom Direktor des Neuen Allgemeinen Krankenhauses mit wahrgenommen werden"[47].

---

44. Hamburg/Krankenhäuser 1901, S. 86.
45. Rodegra 1979, S. 126.
46. Hamburg/Krankenhäuser 1901, S. 9.
47. Hamburg/Krankenhäuser 1901, S. 86

Der Ausbruch der Choleraepidemie 1892 und das anhaltende Bevölkerungswachstum ließen die Realisierung dieser Pläne jedoch nicht zu. Der Senat beschloss die völlige Trennung beider Häuser und ernannte 1895 Hermann Lenhartz zum neuen ärztlichen Direktor des St.Georger Krankenhauses. Das Hamburgische Stadtgebiet wurde in zwei Distrikte geteilt, denen jeweils ein Krankenhaus zur schwerpunktmäßigen Versorgung zugeordnet wurde[48].

Lenhartz sah seine Aufgabe darin, das Krankenhaus den neuen Erfordernissen anzupassen:

„Lenhartz' Bestrebungen vom Tage seines Amtsantrittes waren daraufgerichtet, die Siechenabteilungen zu beseitigen, die Behandlungsabteilungen zu erweitern und zu verbessern. ... Wie schnell unter seiner Leitung das Krankenmaterial der Anstalt sich aus einem vorwiegend chronischen in ein vorwiegend akutes verwandelte, sieht man an dem rapiden Herabgehen der durchschnittlichen Aufenthaltsdauer des einzelnen Kranken (einschließlich der in bescheidener Zahl noch vorhandenen Siechen): 1894 waren es 39 Tage, 1897 nur noch 29,7"[49].

Jeweils im Jahre 1897 und 1900 setzte sich Lenhartz in zwei Denkschriften an den Hamburger Senat für baulich-organisatorische Änderungen im Krankenhaus ein[50], mit Erfolg: im Jahre 1898 begann auf dem St.Georger Krankenhausgelände eine rege, bis zum Jahre 1915 anhaltende Bautätigkeit. Herausragend war die Errichtung von vierzehn zweigeschossigen Pavillonbauten zur Aufnahme internistischer und chirurgischer Patienten. Die Flü-

48. Ebenda.
49. Festschrift 1912, S. 84.
50. Hamburg/Krankenhäuser 1901, S. 102.

gelbauten des alten Verwaltungsgebäudes wurden entweder abgerissen oder völlig neugestaltet und dienten fortan Gynäkologie, Dermatologie und HNO. In sogenannten Zentralgebäuden wurden das Operationshaus, das Pathologische Institut, das Röntgenhaus und eine Reihe von Wirtschafts- und Technikgebäuden untergebracht[51]. Mit den baulichen Veränderungen einher ging die Gründung neuer Fachabteilungen. Bereits 1858 war das Fachkollegium um einen sogenannten Irrenarzt erweitert worden[52], 1864 wurde die Position des Prosektors eingeführt und in den Jahren 1869 und 1870 erfolgte die Gründung dermatologischer und ophtalmologischer Abteilungen. Durch die stürmische Entwicklung der Naturwissenschaften im letzten Drittel des 19. Jahrhunderts kam es zur weiteren Spezialisierung in der Medizin, die im St.Georger Krankenhaus zur Schaffung von Abteilungen bzw. Polikliniken für Hals-, Nasen- und Ohren-Kranke (1894), Nervenkranke (1905), Röntgenologie (1905), Säuglingskrankheiten (1909) und Gynäkologie (1909) führte. Im Jahre 1912 nahm das Zahnärztliche Ambulatorium den Betrieb auf, und 1913 wurde eine eigenständige Abteilung für physikalische Therapie gegründet. Das Pathologische Institut - in früheren Jahren auch Anatomie genannt - erhielt 1905 einen Neubau. 1910 wurde das chemisch-physiologische Laboratorium des Pathologischen Instituts gegründet, das 1912 - ebenso wie die bakteriologisch-serologische Sektion - den eigenständigen Status einer Abteilung erhielt[53]. In den Kriegsjahren 1914 bis 1918 diente das Krankenhaus

---

51. Leitende Ärzte und Beamte des AK St.Georg (Hg.): Festschrift zum 100jährigen Bestehen des Allgemeinen Krankenhauses St. Georg in Hamburg. Hamburg 1923, S. 11. Im folgenden: Festschrift 1923.
52. Festschrift 1923, S. 177.
53. Festschrift 1923, S. 92 und S. 177 .

größtenteils als Lazarett[54]. Mit Gründung der Hamburgischen Universität erhielt auch das Allgemeine Krankenhaus St.Georg neue Aufgaben zugewiesen: „Albers-Schönberg wurde das erste und einzige Ordinariat für Röntgenkunde übertragen, der bisherige physiologische Chemiker zum Ordinarius für Pharmakologie ernannt; das Pharmakologische Institut verblieb im Rahmen des pathologischen Institutes von St.Georg. Die einzelnen Abteilungen wurden für den Unterricht der Studenten herangezogen"[55].

Nach Kriegsende war das Krankenhaus wieder für die Primärversorgung der Hamburger zuständig. Während der Phosgen-Katastrophe von 1928, bis heute einem der schwersten Chemie-Unfälle in Deutschland, bewies das Krankenhaus seine hohe Leistungsfähigkeit. Das aus Demobilisierungsbeständen stammende Kampfgas war am 28. Mai 1928 aus einem undichten Behälter in Hamburg-Wilhelmsburg entwichen und hatte bei 300 Hamburgern zu schweren Vergiftungserscheinungen geführt. Innerhalb weniger Stunden wurden 195 Patienten im AK St.Georg erstversorgt. Carl Hegler, Friedrich Wohlwill und der Pharmakologie-Assistent Mayer beschrieben vier Monate nach dem Unglück Klinik, Pathophysiologie und Pharmakodynamik der Vergiftung[56].

---

54. Festschrift 1923, S. 12.
55. Hegler 1928, S. 119.
56. Hegler, C.: Über eine Massenvergiftung durch Phosgengas in Hamburg - I. Klinische Beobachtungen. Leipzig 1928, S. 1551 ff. - Wohlwill, F.: Über eine Massenvergiftung durch Phosgengas in Hamburg - II. Zur pathologischen Anatomie der Phosgenvergiftung. Leipzig 1928, S. 1553 ff. - Mayer, H.: Über eine Massenvergiftung durch Phosgengas in Hamburg - III. Der Abbau des Blutfarbstoffes durch Phosgen. Leipzig 1928, S.1557 ff. Alle in: Deutsche Medizinische Wochenschrift 37(1928), S. 1551-1558.

In den Jahren bis 1943 kam es zu keinen größeren Veränderungen am äußeren Antlitz des Krankenhauses - abgesehen von einer Phase großer Tiefbauintensität in den Jahren 1937 bis 1942: etliche Gebäude wurden luftschutzsicher unterkellert. Die größte Maßnahme „war der Bau eines selbst gegen Volltreffer gesicherten Operationstiefbunkers," der Anfang 1941 begonnen wurde[57].

Die schweren Luftangriffe auf Hamburg in der letzten Juli-Woche des Jahres 1943 führten auch am Krankenhaus zu schwersten Zerstörungen, die neben den erforderlichen Evakuierungs- und Notbetriebsmaßnahmen detailliert in der Festschrift von 1948 beschrieben werden[58]. Während der Kriegsjahre wurde der Krankenhausbetrieb mit Hilfe von Kriegsgefangenen aufrechterhalten, die auch auf dem Krankenhausgelände untergebracht waren[59]. Außerdem nahm das Krankenhaus zentral alle in Hamburg erkrankten Russen auf[60]. Nach dem schweren Angriff vom 29.7.1943 begann die Evakuierung des Krankenhauses, nur ein Teil des Personals und 80 russische Patienten verblieben schutzlos im Erdgeschoss des damaligen Hauses U:

„In Angst und Verzweiflung brachen ... etwa drei Viertel von ihnen die ... Kleiderkammer auf, bemächtigten sich ihrer Zivilkleidung und verstreuten sich in der Umgebung. ... Auf eine Meldung des Krankenhauses hin fuhr ... (etwa 13h nach der Flucht) eine schwarze Mercedes-Limousine vor. Der damalige Assistenzarzt J. K. erlebte dies aus nächster Nähe: ´Aus dem Mercedes stiegen drei Männer aus,

57. Festschrift 1948, S. 12.
58. Ebenda.
59. Festschrift 1948, S. 76.
60. Vgl. hierzu und zum folgenden: Geschichtswerkstatt St. Georg e.V. (Hg.): „So habt Ihr stets zu handeln". Hamburg 1995, S. 5. In: St.Georger Konturen 4/1995, S. 5-7.

die sofort unsere Aufmerksamkeit erregten, weil zwei von ihnen Maschinenpistolen trugen.´ Empfangen und eingewiesen wurden diese Gestapo-Beamten vom Verwaltungsdirektor der Anstalt, Kressin"[61].

Die Gestapo-Männer ermordeten acht der zwanzig nichtgeflüchteten Patienten aus „Abschreckungsgründen" in einem Garten hinter Haus U. Die Tat wurde von der britischen Besatzungsmacht untersucht, ob die Mörder gefasst worden sind, ist nicht bekannt. Die Festschrift von 1948 ging auf dieses Ereignis mit keinem Wort ein. Zu den „ausländischen Arbeitskräften" heißt es dort u.a.:

„Sie wurden nach den damals geltenden Bestimmungen bezahlt und sind in der Anstalt verpflegt und untergebracht worden. Ferner ist für ihre Zerstreuung und Entspannung in den Abendstunden und an den Sonn- und Feiertagen gesorgt worden"[62].

Trotz der schweren Schäden gelang es bis Kriegsende, wieder 800 Betten von einstmals 2000 Vorkriegsbetten bereitzustellen[63]. Auch in den unmittelbaren Nachkriegsjahren lag das Schwergewicht auf der provisorischen Wiederherstellung zahlreicher Gebäude, noch bis in die fünfziger Jahre wurde jedoch der Operationsbunker als regulärer OP genutzt[64].

Auf Grund ihrer Mitgliedschaft in NS-Organisationen mussten die meisten Leitenden Ärzte 1945 oder 1946 den Dienst quittieren, lediglich Hermann Holthusen (Röntgen-

---

61. Ebenda, S. 5.
62. Festschrift 1948, S. 76.
63. Festschrift 1948, S. 18.
64. Persönliche Mitteilung Fr. Dr. M. Hertz 1995.

institut), Prof. Dr. Roosen-Runge (Kinderabteilung) und Josef Heine (Pathologisches Institut) verblieben auf ihren Positionen[65].

Berühmte Mediziner gehörten dem St.Georger Ärztekollegium an. Stellvertretend seien nur die Namen Johannes Karl Georg Fricke, Gustav und Gotthard Bülau, Erich Martini, Eugen Fränkel, Heinrich Curschmann, Morris Simmonds, Paul Sudeck, Hermann Holthusen, Max Nonne, Arthur Bornstein, Heinrich Pette, Friedrich Wohlwill und H.E.Bock genannt[66,67].

65.   Vgl. hierzu III.3.3.3.
66.   Festschrift 1923, S. 39.
67.   Festschrift 1948, S. 177.

2. Die Vertreibung der jüdischen Ärzte

2.1 Einleitung

Genaue Angaben über die jüdischen Ärzte, die nach der NS-Machtergreifung ihre Anstellungen am St.Georger Krankenhaus verloren haben, gibt es bislang nicht. Die beiden seit 1945 erschienen Jubiläumsschriften des AK St. Georg enthalten keine förmliche Würdigung der 1933 vertriebenen Mitarbeiter[68].

Die vorliegende Arbeit erhebt aufgrund der lückenhaften Quellen nicht den Anspruch, alle seit 1933 vertriebenen jüdischen Ärzte nennen zu können. In sieben Fällen konnten die genauen Gründe für das Verlassen des Krankenhauses nicht ermittelt werden. Eine Entlassung aus rassischen oder politischen Gründen erscheint bei einigen dieser Ärzte möglich: so verließ der Assistenzarzt Klaus Asbeck Hamburg 1934 Richtung Shanghai, einem der bevorzugten Emigrationsziele bis 1936[69].

---

68. Vergl. hierzu Festschrift 1948 und: Allgemeines Krankenhaus St.Georg (Hg.): Das Krankenhaus heute -Allgemeines Krankenhaus St. Georg in Hamburg. Erschienen zum 150jährigen Bestehen. Hamburg 1973.
69. Siehe Anlage 1.

Im Jahre 1933 waren 18 Abteilungsvorsteher oder Leitende Ärzte am AK St.Georg tätig[70], von denen vier in Folge der NS-Machtergreifung ihre Anstellung verloren hatten: Erwin Jacobsthal, Arthur Lippmann, Arthur Seefeld, Friedrich Wohlwill. Die Zahl der Volontär- und Assistenzärzte im Frühjahr 1933 ließ sich nur schätzen. Im Jahre 1923 waren 36 Assistenz- und Volontärärzte am AK St. Georg beschäftigt[71], diese Zahl erhöhte sich im Jahre 1938[72] auf 41 und auf 46 im Januar 1948[73], so dass *geschätzt* im Jahre 1933 40 Volontär- und Assistenzärzte am AK St. Georg arbeiteten, von denen auf Grund der Ergebnisse dieser Arbeit sechs Ärzte - Frederick Bornstein, Walter Griesbach, Richard Kohn, Hugo Lehrs, Richard Levy Helmut Nathan - ihre Anstellung verloren. Die Anzahl der Sekundärärzte (entsprechend den heutigen Oberärzte) ließ sich für das Jahr 1933 nur vage ermitteln. Im Jahre 1928 waren insgesamt 70 Ärzte am AK St.Georg tätig[74], so dass nach Abzug der Leitenden Ärzte und Assistenz-Ärzte etwa 12 Sekundärärzte im Krankenhaus beschäftigt waren. Nach den Ergebnissen dieser Arbeit befand sich kein Sekundärarzt unter den vertriebenen Medizinern. Die

---

70. Rekonstruiert nach: Festschrift 1948, S. 45. Im Einzelnen: Abteilungen für Innere Medizin (1. u.2 Abtg.), Physikalische Medizin, Neurologie, Chirurgie (1. u.2 Abtg.), Gynäkologie, Dermatologie, HNO, Augenheilkunde, Pädiatrie. Polikliniken für: Innere, Chirurgie, Augen, HNO, Zahnmedizin. Chemisch-physiologisches und Bakteriologisches Institut, Institut für Pathologie, Röntgeninstitut.
71. Festschrift 1923, S. 89.
72. StA HH, Senatskanzlei-Personalabteilung II - 131-10¹¹, Akte 626. Bericht der Gesundheitsverwaltung an die Gemeindeverwaltung der Hansestadt Hamburg, 1.12.1938.
73. Festschrift 1948, S. 72.
74. Zahl genannt in: Allgemeines Krankenhaus St.Georg (Hg.): Das Allgemeine Krankenhaus St.Georg zu Hamburg, Düsseldorf 1928, S.9.

meisten der entlassenen bzw. nicht weiterbeschäftigten Ärzte gehörte zu den hospitierenden Ärzte, deren Anzahl ebenfalls nur relativ ungenau ermittelt werden konnte. Im Hamburger Adressbuch von 1933 werden vier hospitierende Ärzte am AK St.Georg aufgeführt, wobei Klaus Unna fälschlicherweise als Assistenzarzt bezeichnet wird, jedoch gemäß Entlassungsverfügung vom 27.4.1933 auch hospitierender Arzt war und der St. Georger Hospitant Hans Liepmann überhaupt nicht erwähnt wird. Wahrscheinlich kann also von sechs hospitierenden Ärzte im Jahre 1933 ausgegangen werden. Die hospitierenden Ärzte waren laut Aussagen von Zeitzeugen im Alltag den übrigen Assistenten völlig gleichgestellt, erhielten jedoch kein Gehalt. Trotzdem war ihre Beschäftigung[75] von der förmlichen Zustimmung der Gesundheitsbehörde abhängig. Insgesamt verloren 1933 vier von sechs hospitierenden Ärzten - Hans Liepmann, Therese Oster, Martha Rosin, Klaus Unna - ihre Arbeit in St. Georg. Über die Zahl der Medizinalpraktikanten wurden keine Angaben gefunden.

Mit der NS-"Machtergreifung" mussten also mindestens 14 von ca. 75 ärztlichen Mitarbeitern ihre Tätigkeit im Krankenhaus aufgeben, entsprechend 18,7 % der St.Georger Gesamtärzteschaft. Zehn der vertriebenen Ärzte waren Assistenzärzte, entsprechend 22 % aller Assistenten. Mit vier entlassenen Abteilungsvorsteher mussten ebenfalls 22 % aller Leitenden Ärzte das Krankenhaus verlassen.

2.2 Frederick Philipp Emanuel Bornstein

Frederick Philipp Emanuel Bornstein, geboren am 9. Februar 1910 in Berlin, Sohn des St.Georger Pharmakolo-

---

75. Persönliche Mitteilung Dr. E. Haack 1992.

gen Arthur Bornstein, war eine kurze Zeit bis in das Jahr 1933 als Volontärarzt in der Medizinischen Abteilung von Prof. Hegler, dem damaligen Ärztlichen Direktor, tätig. Er musste unter nicht mehr genau klärbaren Umständen - Entlassung oder verweigerte Übernahme in den Staatsdienst - nach Machtergreifung der Nationalsozialisten das Krankenhaus verlassen[76]. Bornsteins Tätigkeit in St.Georg wird auch von seiner Tochter bestätigt:

„He studied medicine in Berlin and Hamburg, and completed bis medical studies in Hamburg. He also did work at St.Georg"[77].

Bornstein hatte noch 1934 Gelegenheit, seine Dissertation unter Prof. Wohlwill abzuschließen, Titel: Über morphologische Veränderungen nach ausgedehnter Dünndarmresektion[78]. Bornstein emigrierte in den dreißiger Jahren in die USA, wo er in Central Illinois als Praktischer Arzt tätig war. Während des 2. Weltkrieges nahm Bornstein als Captain an den Kämpfen im Pazifik teil, spezialisierte sich nach 1945 in Pathologie und war seit 1952 in El Paso, Texas, mit Schwerpunkt anatomische und forensische Pathologie tätig. Seine Tochter schreibt zu diesem Lebensabschnitt:

„My father was a generous man to those without privilege, an intellectual men-tor to many because of his wide-range of interests, and an innovator in our medical community: he established the first Pap smear program in El Paso, the medical examiner's

---

76. Ebenda.
77. Persönlicher Brief von Olga B. Wise, Tochter von Bornstein, 4.3.1993. Im folgenden: Wise-Brief.
78. StA HH, Hochschulwesen, Dozenten- und Personalakten IV - 361-6, Akte 1199, Wohlwill Friedrich, Anlage zum Schreiben von Eric M. Warburg an Prof. Karl Schiller, 18.8.1958 (Papers of disciples and other collaboraters of Fr. Wohlwill).

office for the study of unnatural causes of death, and the first rape intervention program in the county"[79].
Bornstein verstarb im Oktober 1978[80].
Olga B. Wise besuchte in der Nachkriegszeit das Krankenhaus und berichtete darüber:
„Both my brother and I visisted St.Georg's in 1962. I remember visiting there with a gentleman who knew my father, but with the thirty years that have intervened, I am sorry to say that I cannot remember his name"[81].

2.3 Walter Griesbach

Walter Griesbach, geboren am 7. Oktober 1888 in New York, begann seine Tätigkeit am AK St.Georg in der I. Medizinischen Abteilung von Prof. Deneke im Jahre 1918. Vorausgegangen waren Studienjahre in Kiel, München und Freiburg, wo er 1913 mit magna cum laude promovierte über „Milchsäurebildung aus Kohlehydrat im lackfarbenen Blute". Es folgte Assistenztätigkeit in Frankfurt/Main und Wiesbaden sowie eine zweijährige Dienstzeit als Stabsarzt. Griesbach wurde 1922 Facharzt für Innere Medizin und eröffnete unter Beibehaltung seiner Stellung als wissenschaftlicher Assistent in der chemisch-physiologischen Abteilung eine Praxis in Hamburg. 1924 erfolgte die Ernennung zum Privatdozenten und der formale Wechsel des Arbeitgebers, indem er wissenschaftlicher Mitarbeiter des Pharmakologischen Instituts der Universität wurde, in diesen Jahren zugleich chemisch-physiologische Abteilung

---

79. Wise-Brief
80. Ebenda.
81. Ebenda.

des AK St.Georg. Am 25.4.1930 ernannte die Fakultät Griesbach zum nichtbeamteten, außerordentlichen Professor für Pharmakologie[82]. Griesbach konnte seiner Lehrtätigkeit noch bis zum 26.3.1934[83] nachgehen und musste deshalb sogar noch im Juni 1933 für den entlassenen jüdischen Arzt Richard Kohn „als derzeitiger Leiter der wissenschaftlichen Arbeiten des Instituts" ein besonderes Zeugnis ausstellen (vgl. Abschnitt 2.5).

Nach Entzug seiner Lehrbefugnis arbeitete Griesbach am Jüdischen Krankenhaus Hamburg, nach Entzug seiner Approbation 1938 als „jüdischer Krankenbehandler"[84] und kurzzeitig auch als Leiter des Jüdischen Krankenhauses. Griesbach wanderte im Dezember 1938 nach Dunedin/Neuseeland aus, wo er am Endocrinology Research Department der Medical School grundlegende Forschungen zur Therapie der Hyperthyreose durchführte[85]. Griesbach entschied sich für Neuseeland, da seine Frau und seine Schwiegermutter aus diesem Land stammten und ihm dadurch die Einwanderung erleichtert wurde[86]. Griesbach erhielt jedoch keine Zulassung als Arzt und widmete sich deshalb ausschließlich der Forschung[87]. Im Familienarchiv Lippmann finden sich etliche Briefe Griesbachs an Arthur Lippmann, dem Leitenden Arzt der Medizinischen Poliklinik des AK St.Georg bis 1933 (vgl. Abschnitt 2.9). Griesbach in einem Brief vom 3.1.1940:

---

82. Rekonstruiert nach: StA HH, Medizinalkollegium - 352-3, Akte IV C 82, im folgenden: MK Griesbach, und: Hochschulwesen, Dozenten- und Personalakten IV - 361-6, Akte 319, im folgenden: PA Griesbach.
83. PA Griesbach. Hochschulbehörde an die Universität, 5.4.1934.
84. MK Griesbach, Gesundheitsamt HH an Griesbach, 20.12.1938.
85. Van den Bussche 1989, S. 48.
86. PA Griesbach, Prof. Kroetz an Dekan Bürger-Prinz, 25.8.1958.
87. Ebenda.

„Der Krieg hat auch hier die Situation insofern beeinflusst, dass von nun an kein Flüchtlings-Doktor mehr zu einem Lehrgang zugelassen werden wird;... Es gibt eine Anzahl von Ärzten im Dominion, die sehr enttäuscht sind, wenn ich auch von keinem gehört habe, der illegal praktiziert. ... Meine Arbeit ging flott voran, aber seit vier Wochen bin ich gänzlich steckengeblieben, da die Hypophysektomie an den Ratten nicht gelingt. In der Medical School (Physiolog. Abteilg.) behandelt man mich sehr nett, sie schaffen sogar ein Binokular-Mikroskop extra für mich an! Die neuseeländischen Ärzte sind jedoch sehr stark gegen die Flüchtlingsärzte eingestellt, wir bekommen von denen keinen zu sehen"[88].

Die klimatischen Bedingungen auf der kühlen Südinsel Neuseelands, die angegriffene Gesundheit Griesbachs und die gelegentlich schwierigen Arbeitsbedingungen sind häufiges Thema:

„Mein lieber Arthur,
ich muss Dir sofort mitteilen, wie froh ich war, die Neuigkeit Deiner Eintragung bekommen zu haben, das ist sicher eine große Errungenschaft und ich gratuliere Dir und Deiner Familie herzlich. N.S.Wales ist sicher progressiver als N. Zealand, wo etwas ähnliches nicht möglich zu sein scheint - trotz des großen, offen zugegebenen Mangels an Ärzten. Die armen Teufel, die drei Jahre die Medical School besuchen, bekommen es wieder und wieder zu hören, wie niedrig der Standard an medizin. Bildung auf dem Kontinent sei, und dass sogar diese drei

---

88. StA HH, Familienarchiv Lippmann - 622-1, B5, Korrespondenz. Die Briefe wurden bis 1945 auf englisch verfasst und für diese Arbeit von Dr. Klaus Buck ins Deutsche übersetzt.

Jahre nicht wirklich ausreichen, um sie für die Praxis hier vorzubereiten.
Es gibt tatsächlich kaum etwas zu berichten. Ich versehe meinen ziemlich subalternen Job und trete auf der Stelle, mache keine Fortschritte, auch keine Entdeckungen. Vor einigen Monaten wurden zwei Arbeiten von mir nach England geschickt zwecks Veröffentlichung, aber ich weiß nicht ob sie angekommen sind oder gar publiziert werden. Eine ist über die zytologischen Veränderungen an Rattenhypophysen bei künstlicher Struma, und die andere über das Ausbleiben einer Kropfbildung bei hypophysektomierten Ratten. ... Der Winter war und ist außerordentlich streng in diesem Jahr, kaum Sonne, viel Regen, Schnee und niedrige Temperaturen, bereits seit fünf Monaten. ... Ende diesen Jahres werden alle Ärzte, die mit uns gleichzeitig herkamen, ihren Kursus beendet haben und sich über das Land verbreiten. So werden wir noch einsamer sein als jetzt"[89].

Die anklingende depressive Stimmung durch die Isolierung am „Ende der Welt", wird in den folgenden Briefen noch deutlicher. Trotzdem gelang es Griesbach, in diesen Jahren wichtige Grundlagen zum Verständnis der Hypophysen- und Schilddrüsenfunktion zu schaffen. In einem unvollständig datierten Brief („20.X.") schrieb er:
„Was meine Arbeit anbetrifft, so bin ich ganz davon eingenommen, Ratten zu hypophysektomieren; das ist die schwierigste Aufgabe meines bisherigen Lebens, nur sehr wenige überleben. Und die Opera-

---

89. StA HH, Familienarchiv Lippmann - 622-1, B5, Korrespondenz, Griesbach an Lippmann, 19.8.1941.

tion ist so aufregend und die ganze Sache so anstrengend, daß ich nicht mehr als 2/die schaffe. ... Ich brauchte fast ein Jahr, um eine gute Schnittechnik (2,5u) und Färbemethode für Rattenhypophysen (einschließlich Golgi-Körper usw) zu entwickeln. ... Und es dauerte lange, die Geräte und Instrumente zusammen zu bekommen. Ich verbrachte Stunden mit dem Schärfen von Mikrotommessern, mit dem Reinigen von Objektträgern, Deckgläsern etc. In St.Georg war das leichter - und sogar im JK *(Anmerk.: gemeint ist wahrscheinlich das Jüdische Krankenhaus in Hamburg).* ,.. Ich hoffe für nächstes Jahr zum Halbtags-Assistenten in der Physiologie ernannt zu werden, da mein Stipendium im Juni ausläuft und ich dann das Geld aufzehren müßte, das ich von meinem amerikanischen Onkel geerbt habe".

Im gleichen Brief gab er Informationen aus Deutschland weiter, die bekanntlich nicht den Tatsachen entsprachen: „Ich erhielt einen Brief aus S. Francisco, der an dem Tag geschrieben wurde, als Israel dort ankam; er habe großartig ausgesehen, ohne Geld und nur mit wenigen Habseligkeiten. ... Er sagte, dass die Juden es in Hamburg nicht schlechter hätten als die anderen Menschen, und dass sie die Schutzräume aufsuchen dürften. Dreyfus erhielt fünf Jahre für Rascha *(Anmerk.: gemeint ist offenbar der NS-Terminus ,Rassenschande').* Jacoby war aus demselben Grund acht Tage im KZ, wurde dann aber entlassen"[90].

Im Dezember 1943 schilderte er die Unsicherheiten, die sich für ihn aus der Neubesetzung des Dekanats der Medical School Dunedin ergäben könnten. Offensichtlich war

---

90.   Ebenda, Griesbach an Lippmann, 20.10. (Jahr nicht ermittelbar).

unklar, ob er seine Forschungsarbeit im bisherigen Umfang fortsetzen würde. Allerdings handelte es sich bei dem neuen Dekan um Prof. Eccles, einen australischen Mikrobiologen, mit dem Lippmann zumindest gut bekannt war[91].

Erstmalig ging Griesbach auf die Behandlung des Schilddrüsenadenoms mit Thio-Uracil ein und bedauerte die Zurückhaltung der Kliniker in Dunedin gegenüber dieser Therapie[92]. In einem Schreiben vom August 1944 wird die Unzufriedenheit mit „der Klinik" und seiner eigenen Position deutlich:

„Meine Lage ist - aus Krankenhaussicht gesehen - die eines Quacksalbers. Und ich kann daran nichts ändern. Meine Position wäre noch unerträglicher, wenn ich den Kurs besucht hätte, und als ein möglicher Konkurrent in der Praxis wäre. - So betrachten sie mich nur als einen alten Narren, der zu nichts nutze ist. Der Dekan natürlich, der Bakteriologe ist, verhält sich ganz anders als die Kliniker; sonst hätte ich den Zustand nicht ertragen können"[93].

Ersten Zeichen eines Einstellungswandels ihm gegenüber traut er nicht:

„Es ist erstmalig passiert, dass ich zu einer klinischen Visite eingeladen wurde. Ich werde nicht gehen, weil einige gute Freunde der Meinung sind, die Einladung müsste ein Fehler sein, den jemand machte, der noch nicht lange genug hier ist. Das muss ich irgendwie klären"[94].

---

91. Vgl. hierzu Griesbach an Lippmann, 25.7.1945.
92. StA HH, Familienarchiv Lippmann - 622-1, B5, Korrespondenz, Griesbach an Lippmann, 3.12.1943.
93. Ebenda, Griesbach an Lippmann, 4.8.1944.
94. Ebenda, Griesbach an Lippmann, 4.8.1944.

In einem Brief vom Juli 1945 äußerte er sich bewundernd über das karitative Engagement der Lippmanns und fuhr fort:

„Ihr werdet niemals irgendeinen Dank ernten, das ist wohl klar. - Das erinnert mich daran, dass ich mich bei Euch für eine ganz weit zurückliegende Bemühung bedanken wollte. Ich meine, was immer Du zu Eccles über mich gesagt haben magst. Seit er seinen Einfluss hier ausübt, hat sich meine Position wesentlich gebessert, und ich bin sogar eingeladen worden, an den wöchentlichen Meetings der älteren Kollegen teilzunehmen, wo im Krankenhaus die Fälle demonstriert und diskutiert werden. Das tue ich nunmehr, obwohl es mir anfangs unglaublich erschien, dass ich je wieder ein Stethoskop benutzen würde. Heute kam der Medizinische Professor voller Verwunderung dahinter, dass die Kongo-Rot- und Amyloidreaktion von mir angegeben worden war. Vielleicht bin ich in all den Jahren zu bescheiden gewesen. Andererseits, was hätte ich sonst tun können"[95]?

Im November 1948 bedankte sich Griesbach bei Lippmann für die Glückwünsche zu seinem 60. Geburtstag, berichtete von einer Reise in die USA und ging dabei auch kurz auf den Besuch des Zahnmediziners Hans Türkheim in seiner Heimatstadt Hamburg[96] ein:

„Ich bedauere, kein Bulletin über meine USA-Reise herausgeben zu können, es würde sich nicht lohnen und sich mit dem Türkheim'schen doch nicht vergleichen können. ... I did not like the Türkheim-story ! They should not have gone and it could all be

95. Ebenda, Griesbach an Lippmann, 25.7.1945.
96. Vgl. Anlage 3.

foreseen. Anyhow, die Geschmäcker sind verschieden"[97].

Trotzdem kam es in den folgenden Jahren zu Kontakten zwischen Griesbach und dem AK St.Georg, wie aus einem Schreiben des Chefarztes der I. Medizinischen Abteilung des AK St.Georg, Prof. Bansi, an den damaligen Dekan der Medizinischen Fakultät, Prof. Zukschwerdt, hervorgeht: „Darf ich Sie als St. Georger darauf aufmerksam machen, dass ein 1933 emigrierter nicht planmäßiger a.o. Professor der Fakultät, Herr W.E. Griesbach, langjähriger Mitarbeiter im A.K. St.Georg, am 7.10.1958 seinen 70. Geburtstag feiert. Ich lege einige uns noch greifbare Unterlagen über Herrn G.'s Tätigkeit in Hamburg bei und wäre für Rückgabe sehr dankbar. Herr Griesbach ist jetzt als Professor in Dunedin, Neuseeland, an der Medical School im Endocrinology Research Department tätig. Er hat mit Purves und Kennedy bahnbrechende Untersuchungen über die Histologie der Hypophysenzellen gemacht, wofür er sich als alter Schüler von Simmonds schon immer interessierte. Soweit ich weiß, hat er sich für physiologische Chemie habilitiert. Er steht mit mir und dem Krankenhaus St.Georg in engem Kontakt und wird gelegentlich seines 70. Geburtstages, wo er aus seiner Tätigkeit ausscheidet, eine Simmonds-Plakette in seinem Institut einweihen, die ihm von hier kürzlich zugesandt werden konnte. Da ich glaube, dass es im Interesse der Fakultät liegt, besonders solche Herren nicht zu vergessen, die auch uns wieder verbunden sind, erlaube ich mir, Sie als Dekan der Fakultät auf

---

97. StA HH, Familienarchiv Lippmann - 622-1, B5, Korrespondenz, Griesbach an Lippmann, 1.11.1948.

diesen 70.Geburtstag des Herrn Prof. Griesbach aufmerksam zu machen"[98].

In den erwähnten „greifbaren Unterlagen" wurde Griesbachs Werdegang bis 1933 in sieben Zeilen skizziert. Über die Tätigkeit des ehemaligen Professors für Pharmakologie im St.Georger Krankenhaus heißt es: „Bis 1933 in losem Verhältnis (unbezahlter Volontär) zum Krankenhaus St.Georg durch Tätigkeit bei Prof. Bornstein (Pharmakologisches Institut der Universität)"[99]

Nachdem das Anliegen von Prof. Bansi weitere Unterstützung fand[100], sah sich die Medizinische Fakultät in der Lage, Walter Griesbach mit Schreiben vom 7.10.1958 zu dessen 70. Geburtstag zu beglückwünschen, wofür sich Griesbach in herzlichen Worten am 15.10.1958 bedankte[101]. Der Vorgang zeigt, wie schwer der etablierten Nachkriegsmedizin der Umgang mit den vertriebenen Kollegen fiel; häufig war kam es nur durch die Initiative Einzelner zu Kontakten.

Walter Griesbach verstarb am 10.08.1968 in Neuseeland. In der Festschrift des AK St.Georg von 1948 wurde Walter Griesbach knapp erwähnt - allerdings mit fehlerhafter Angabe des Emigrationsjahres:

„Prof. Griesbach, der 1933 Deutschland verlassen musste, und viele andere verdanken Prof. Bornstein entscheidende Förderung"[102]

---

98. PA Griesbach, Bansi an Zukschwerdt, 6.8.1958.
99. PA Griesbach, Anlage zum Schreiben von Prof. Bansi an Prof. Zukschwerdt, 6.8.1958.
100. PA Griesbach, Prof. Kroetz an Dekan Bürger-Prinz, 25.8.1958.
101. PA Griesbach, Griesbach an Dekanat, 15.10.1958.
102. Festschrift 1948,S.40.

2.4 Erwin Jacobsthal

Erwin Jacobsthal, geboren am 30. Mai 1879 in Straßburg, wurde nach Assistenztätigkeit in Straßburg, in Frankfurt/ Main unter Paul Ehrlich sowie in Wiesbaden und Marburg im Jahre 1909 als Sekundärarzt des Pathologischen Instituts des AK St.Georg verpflichtet, um die Leitung des bakteriologisch-serologischen Labors zu übernehmen[103]. Die Anstellung wurde mit Nachdruck vom damaligen ärztlichen Direktor, Theodor Deneke, betrieben[104]. Im Mai 1912 erfolgte der Aufstieg zum Abteilungsvorsteher der neugegründeten serologisch-bakteriologischen Abteilung des Pathologischen Instituts. Mit dem Kriegsausbruch 1914 kamen auf die noch junge Abteilung wichtige Aufgaben zu:

„Wir stellten zu einer Zeit, wo die amtlichen Stellen in Berlin noch nicht zur allgemeinen Abgabe in der Lage waren, große Mengen Typhus- und Choleraimpfstoff für unsere Soldaten her, impften ganze Kompagnien durch und versorgten in gleicher Weise sämtliche Lazarettzüge des Roten Kreuzes und alle vom Roten Kreuz entsandten Personen. Dann haben wir so gut wie alle Verwundeten daraufhin untersucht, ob sie Träger von Typhus-, Ruhr- oder Cholerabazillen seien"[105].

Jacobsthal nahm an einer Lazarettzugfahrt an die Westfront im Mai 1915 teil, zog sich im März 1916 eine schwere Typhusinfektion zu und erkrankte 1917 zweimal an Ruhr. Krankheitsbedingt wurde er deshalb im Labor von Arthur

---

103. Rekonstruiert nach: StAHH, Gesundheitsverwaltung-Personalakten - 352-10. Im folgenden: PA1 Jacobsthal.
104. PA1 Jacobsthal, Deneke an Jacobsthal, 30.4.1909
105. Festschrift 1923, S. 97.

Lippmann vertreten[106]. Im März 1918 befürwortete Deneke in einem Schreiben an die Gesundheitsbehörde „wärmstens" die Wiederwahl Jacobsthals zum Abteilungsleiter[107], die am 1.5.1918 erfolgte und 1926 und 1932 um jeweils sechs Jahre verlängert wurde[108]. Ein Forschungsschwerpunkt von Jacobsthal waren serologische Verfahren bei der Lues-Diagnostik sowie Vereinfachungen bei der Durchführung der Wassermann'schen Reaktion[109]. Außerdem oblag ihm auch in den Nachkriegsjahren die Versorgung des Krankenhauses mit Sera und Impfstoffen:

„In neuerer Zeit spielt aber auch die Behandlung mit Impfstoffen, die im Laboratorium selbst aus den gezüchteten Erregern hergestellt werden, eine große Rolle, ebenso die Bearbeitung hygienisch-prophylaktischer Fragen"[110].

Jacobsthal hielt seit Gründung der Universität Hamburg Vorlesungen auf seinem Fachgebiet, mindestens bis zum Sommersemester 1924[111], und wurde per Fakultätsbeschluss vom 20.6.1924 der Hochschulbehörde für die Amtsbezeichnung „Professor" vorgeschlagen[112], nachdem er sich im Dezember 1919 habilitiert hatte[113]. Offenbar ist

---

106. Alle Angaben aus Aktennotizen und Deckblatteinträgen der PA1 Jacobsthal.
107. PA1 Jacobsthal, Deneke an Gesundheitsverwaltung, 21.3.1918.
108. PA1 Jacobsthal, Aktendeckblatt.
109. Festschrift 1923 S. 96. Vgl. hierzu auch Anlage 2, Wissenschaftliche Arbeiten von Erwin Jacobsthal.
110. Hegler 1928, S. 132.
111. StA HH, Hochschulwesen, Dozenten- und Personalakten IV - 361-6, Akte 1196. Im folgenden: PA2 Jacobsthal. Übersicht über die von Jacobsthal gehaltenen Vorlesungen, 24.12.1928.
112. PA2 Jacobsthal, Medizinische Fakultät an Hochschulbehörde, 20.6.1924.
113. PA2 Jacobsthal, das Thema der Habilitationsschrift konnte nicht zweifelsfrei ermittelt werden.

die Hochschulbehörde niemals dieser Empfehlung gefolgt, wie aus einer Aktennotiz von 1955 hervorgeht. „In der Verfügung (der Hochschulbehörde) vom 4.7.24 ist nur den Herren ... die Amtsbezeichnung „Professor" verliehen worden. Über den vorseitigen Antrag ist nirgends etwas erwähnt. Somit ist Dr. Jacobsthal bis zu seinem Ausscheiden ... Privatdozent geblieben"[114].

In Hamburg konnte bis 1933 vom Hamburger Senat leitenden Krankenhausärzten der Professorentitel als sogen. Dienstbezeichnung verliehen werden, unabhängig vom universitären Ernennungsverfahren. Jacobsthal wurde 1928 in seiner Eigenschaft als Abteilungsleiter am AK St.Georg die Dienstbezeichnung „Professor" verliehen[115], möglicherweise auch als Reaktion auf das Verhalten der Hochschulbehörde.

Am 27.6.1933 kündigte die Gesundheitsbehörde Jacobsthal zum 31.7.1933, Jacobsthal konnte durch Widerspruch eine Hinauszögerung der Entlassung bis zum 31.12.1933 erreichen[116].

Prof. Hegler, der damalige Ärztliche Direktor des AK St.Georg, sandte am 11. Juli 1933 ein zweiseitiges Empfehlungsschreiben für Prof. Jacobsthal an Prof. Peham am Bakteriologischen Institut der Universität Jerusalem:

„Ich weiss nicht, ob Sie sich meiner erinnern aus der Kriegszeit, als wir im Internationalen Gesundheitsamt in Jerusalem zusammen arbeiteten. Heute möchte ich Ihnen unseren bisherigen Bakteriologen,

---

114. PA2 Jacobsthal, Aktennotiz mit Datum 15.3.1955 auf der Rückseite des Schreibens der Fakultät an die Hochschulbehörde vom 20. 6. 1924.
115. PA2 Jacobsthal, Jacobsthal an Universitätssenat, 21.12.1928.
116. Rekonstruiert nach: PA1 Jacobsthal.

Herrn Prof. Jacobsthal, aufrichtig und bestens empfehlen. Er hat, wie er mir sagt, die Absicht, sich um die Stelle eines Bakteriologen in Jerusalem zu bewerben. Er ist seit 1909 an unserem Krankenhause als Bakteriologe und Serologe tätig, hat, wie Sie wissen, eine lange und vorzügliche Ausbildung, große Erfahrung, hervorragende wissenschaftliche Begabung, er hat schon sehr viele und zahlreiche originelle Arbeiten veröffentlicht und auch jetzt noch eine Fülle von Problemen in Arbeit. Für unser Krankenhaus hat das von ihm geleitete Laboratorium die ganzen klinisch-bakteriologischen Untersuchungen, sowie die Herstellung der Impfstoffe auszuführen. Überflüssig hervorzuheben, dass Herr Kollege Jacobsthal ein absolut zuverlässiger Arbeiter und anregender Mitarbeiter gewesen ist. Ich würde ihm von Herzen eine seinen Fähigkeiten entsprechende Stellung wünschen und glaube sicher, dass er eine solche jederzeit bestens erfüllen wird"[117].

In einem zweiseitigem Zeugnis schrieb Hegler abschließend:

„Das Krankenhaus St.Georg verdankt ihm den Ausbau moderner bakteriologischer Methoden, reichste Fülle von Anregungen und treue Mitarbeit in allen Zweigen seines Faches"[118].

Prof. Jacobsthal emigrierte im Juli 1934 nach Guatemala, wo er am 28.4.1952 verstarb. Die Witwe Louise Jacobsthal erhielt im Rahmen der Wiedergutmachungsbestimmungen ab 1.8.1954 eine Hinterbliebenenrente für die Tätigkeit

---

117. PA1 Jacobsthal, Hegler an Peham, 11.7.1933.
118. PA1 Jacobsthal, Heglers Zeugnis über Jacobsthal, 11.7. 1933.

ihres Mannes als angestellter Arzt der Gesundheitsbehörde[119].

Jacobsthal soll auch in Guatemala weiter auf dem Gebiet der Serologie wissenschaftlich tätig gewesen sein, wie aus einem Schreiben des Rechtsanwaltes Beusekom vom September 1962 hervorgeht[120]. Im Auftrage von Louise Jacobsthal bemühte sich Beusekom mit Hilfe seines Münchner Kollegen Budde von 1961 bis 1964 um die postume Rechtsstellung eines ordentlichen Universitätsprofessors für Erwin Jacobsthal. In mehreren Schreiben wiesen Personalamt und Hochschulabteilung unter Verweis auf Stellungnahmen der Fakultät das Ansinnen der Witwe ab[121]. Nachfolgend das letzte dokumentierte Schreiben der Hochschulabteilung vom September 1964, in dem auch die Stellungnahme der Fakultät wiedergegeben wird: „Die Medizinische Fakultät hat sich mit der Sache Dr. Jacobsthal auf ihrer letzten Sitzung am 23.7.64 noch einmal befaßt. Neue Gesichtspunkte, die zur Lösung beitragen könnten, sind nicht aufgetreten. Warum Herr Dr. Jacobsthal nicht... damals ernannt worden ist, läßt sich nicht mehr mit Sicherheit feststellen. Es waren im Jahre 1924 wohl kaum politische Gründe. Nach den Gutachten, die später zur Klärung des Falles herbeigezogen worden sind, scheint die Ablehnung durch die wissenschaftliche Leistung begründet zu sein.'... Nur wenn Dr. Jacobsthal durch wissenschaftliche Leistungen bekannt geworden wäre, hätte für ihn die Möglichkeit bestanden, einen Ruf zu erhalten,... Aufgabe der Antragstel-

119. PA1 Jacobsthal, Wiedergutmachungsbescheid des Personalamtes der FHH, 15.6. 1955.
120. PA2 Jacobsthal, RA Beusekom an Personalamt und Hochschulabteilung, 8.9.1962.
121. Rekonstruiert nach: PA2 Jacobsthal.

lerin muß es sein, die behauptete wissenschaftliche Qualifikation des Erblassers zu beweisen. Dieser Nachweis wird unter Berücksichtigung der vorliegenden Stellungnahmen nicht zu erbringen sein. Es gibt keine Stimme, die den Erblasser zum Ordinarius oder Extraordinarius für befähigt hielt"[122].

Unterlagen, die Jacobsthals wissenschaftliche Tätigkeit nach 1924 und nach 1933 dokumentieren und den Fakultätsstandpunkt fragwürdig erscheinen lassen könnten, waren nicht auffindbar. Eine von RA Beusekom im September 1961 erwähnte Zusammenstellung des wissenschaftlichen Werkes wurde in der Personalakte nicht gefunden. Immerhin kontrastiert die Fakultätsmeinung auffällig mit dem Zeugnis und dem Schreiben Carl Heglers vom Juli 1933. Auch der ärztliche Direktor des AK St.Georg des Jahres 1954 äußerte sich vorsichtig abweichend von der Fakultät:

„Herr Prof. Jacobsthal war bei seinem Ausscheiden Leiter des Bakteriologisch-serologischen Instituts unseres Krankenhauses. Er wäre dies wahrscheinlich geblieben und hätte allenfalls Aussicht gehabt, an ein gleichgeartetes Universitätsinstitut als Ordinarius berufen zu werden. Da aber solche Berufungen von vielen Imponderabilien abhängig sind, lässt sich nachträglich nicht voraussagen, ob eine solche Berufung zustande gekommen wäre. Eine Stellungnahme von Herrn Prof. Holthusen, der Herrn Prof. Jacobsthal noch während einer Reihe von Jahren gekannt hat, wird angeschlossen"[123].

---

122. PA2 Jacobsthal, Hochschulabteilung an Personalamt, 22.9.1964.
123. PA1 Jacobsthal, Ärztlicher Direktor Diebold an Gesundheitsbehörde, 2.9.1954.

Holthusen äußerte sich wie folgt:

„Durch seine wissenschaftlichen Arbeiten und seine vielseitigen Interessen hatte er sich in Hamburg im Kreise der Ärzte und Naturwissenschaftler bekannt gemacht. So war er eine Zeitlang Vorsitzender des Naturwissenschaftlichen Vereins und ebenso der biologischen Abteilung des Ärztlichen Vereins. ... Zu der Frage, ob er die Aussicht auf die Berufung an eine Universitätsstelle gehabt hätte, kann ich mich autoritativ nicht äußern, möchte aber bemerken, dass Herr Prof. Jacobsthal stets ein großes wissenschaftliches Interesse gezeigt hat und mit zahlreichen wissenschaftlichen Arbeiten hervorgetreten ist"[124].

In der St.Georger Festschrift von 1948 fand Jacobsthal wie folgt Erwähnung:

„Prof. Jacobsthal, Schüler von Ehrlich in Frankfurt, eine anerkannte Autorität auf dem Gebiete der Serologie, mußte seine Arbeit im Jahre 1933 ebenfalls aufgeben, um nach Guatemala auszuwandern,..."[125].

2.5 Richard Kohn

Richard Kohn, geboren am 16. Februar 1904 in Lodz, trat nach Studium der Chemie und der Medizin in Hamburg und Berlin am 16.06.1931 auf Vorschlag Prof. Bornsteins als Assistenzarzt in die chemisch-physiologische Abteilung des Allgemeinen Krankenhauses St.Georg ein. Er wurde am 27.April 1933 per Verfügung der Gesundheitsbehörde entlassen[126]. Kohns Status am AK St.Georg

124. Ebenda, Stellungnahme von Holthusen, 9.9.1954.
125. Festschrift 1948, S. 41.

wird durch seine Ausführungen vor dem Oberverwaltungsgericht Hamburg, referiert durch das Gericht, deutlich:

„Es habe kein Unterschied zwischen der chemisch-physiologischen Abteilung des Krankenhauses St.Georg und dem Pharmakologischen Institut der Universität bestanden. Neben schriftlichen wissenschaftlichen Arbeiten habe er die Aufgabe gehabt, die Studenten anzuleiten und zu beraten und den Ordinarius bei den Examina zu unterstützen. Er habe fast seine gesamte Zeit für Tätigkeiten des Pharmakologischen Universitätsinstituts verwendet und gelegentlich auch seinen Chef bei Vorlesungen vertreten .... Nur gelegentlich habe er beim Krankenhausinstitut ausgeholfen. Seine Stellung am Krankenhaus sei somit von der Stellung am Pharmakologischen Institut nicht zu trennen gewesen. ... Das Krankenhaus St. Georg sei hinsichtlich der Pharmakologie das Universitätskrankenhaus gewesen. Infolge dieser Verbindung habe er nur als Assistenzarzt am Krankenhaus geführt werden können, wobei er aber materiell Universitätsassistent gewesen sei"[127].

Entsprechend der Doppelfunktion des Instituts wurden Kohn sowohl vom Leiter der chemisch-physiologische Abteilung des Krankenhauses, Dr. Pantke, als auch von Prof. Griesbach für das Pharmakologische Institut der Universität anlässlich seiner Entlassung (sehr gute) Zeugnisse ausgestellt. Prof. Eduard Keeser, der ab 1. November

---

126. Rekonstruiert nach: Oberverwaltungsgericht Hamburg: Urteilsbegründung in der Sache Prof. Dr. med. Richard Kohn Richards gegen Freie und Hansestadt Hamburg. Hamburg 1960, OVG Bf II30/60, S. 4. Im folgenden: OVG Kohn.
127. OVG Kohn, S. 14

1933 Direktor des Pharmakologischen Instituts geworden war, ermöglichte es Kohn, die Institutsbibliothek bis zu seiner Auswanderung in die USA weiter zu benutzen[128]. In den Jahren 1933 bis 1935 war Kohn als Assistent in der chirurgischen, gynäkologischen und medizinischen Abteilung des Israelitischen Krankenhauses Hamburg sowie als konsultierender Pharmakologe der Nordmark-Werke Hamburg tätig[129].

Im Sommer 1935 erfolgte, nach kurzem Zwischenstopp in Amsterdam, die Emigration in die USA, wo er auch seinen Namen in „Richard Kohn Richards" änderte.

Richards konzentrierte sich auch in seiner neuen Heimat auf Pharmakologie und Toxikologie und entdeckte unter anderem die wichtigen Zusammenhänge zwischen Änderungen der Plasmaeiweißbindungskapazität und Nierenerkrankungen, der Pharmakokinetik bedeutender Anästhetika und beschrieb als einer der ersten Wissenschaftler die nierenschädigende Wirkung des Phenacetins[130].

Richards durchlief in den USA eine herausragende berufliche Karriere. Unter anderem wurde er Leiter der pharmakologischen Abteilung der Abbott Laboratories in Chicago, Professor für Pharmakologie an der Northwestern University Chicago und der Stanford University School of Medicine in Kalifornien. Im Jahre 1950 war Kohn für zwei Gastvorträge an der Hamburger Fakultät[131].

---

128. Ebenda, S. 4
129. Richard Kohn Richards: Curriculum Vitae, undatiert, S.1 In: Privatarchiv Prof. van den Bussche, Hamburg
130. Richard Kohn Richards: Comments on Papers, undatiert. In: Privatarchiv Prof. van den Bussche, Hamburg. In der Einleitung gibt es einen handschriftlichen Vermerk der Ehefrau Erika Richards: „These transcribed notes were made by Dr. Richard K. Richards some times in 1982, shortly before he died."
131. Van den Bussche, S. 54.

Im Dezember 1956 beantragte Richards beim Deutschen Generalkonsulat in Chicago Wiedergutmachung durch Einräumung der Rechtsstellung eines ordentlichen Professors oder einer entsprechenden Stellung im öffentlichen Dienst. Dieser Antrag wurde von der Freien und Hansestadt Hamburg abgelehnt, ebenso Richards' Widerspruch vorm Landesverwaltungsgericht Hamburg im Februar 1960. Richards ging in die Revision und kam mit seinem Begehren vor dem Oberverwaltungsgericht Hamburg im Juni 1962 durch. Das Gericht erkannte an, dass Kohn bei ungestörter Fortsetzung seiner Laufbahn vom Assistenzarzt zum ordentlichen Professor und Ordinarius für Pharmakologie aufgestiegen wäre und verurteilte die Stadt, „ihm die Stellung eines ordentlichen Hochschulprofessors der medizinischen Fakultät zu gewähren"[132]. Dieses Urteil war ein Novum in der Rechtsprechung zur Wiedergutmachung nationalsozialistischen Unrechts.

Das Personalamt des Hamburger Senats musste dem Urteil folgen:

„Auf Grund dieses Urteils hat das Personalamt einen Wiedergutmachungsbescheid erlassen, durch den festgestellt wird:
'Es ist davon auszugehen, dass der Antragsteller sich ohne die Schädigung im Jahre 1937 für das Fach Medizin habilitiert hätte,... und am 1.7.1949 zum Ordentlichen Professor ... ernannt worden wäre.'
Dieser Bescheid ist nach Befragung der Hochschulabteilung ergangen, die ihrerseits wieder die Medizinische Fakultät befragt hat. Die Auskunft der Fakultät ist dem Bescheid zugrundegelegt worden"[133].

Richards verstarb am 13.Januar 1983 in den USA.

---

132. Rekonstruiert nach: OVG Kohn.

2.6 Hugo Lehrs

Hugo Lehrs, geboren am 10. Juni 1904, studierte bis zu seinem Staatsexamen im August 1928 in Freiburg, erhielt die Approbation im September 1929 in Karlsruhe und promovierte im April 1930 in Berlin. Im Januar 1930 erfolgte die Eintragung in die Ärztematrikel Hamburg, die Streichung am 27.7.1933[134]. Laut Eintragung in den Hamburger Adressbüchern von 1932 und 1933 war Lehrs im AK St.Georg als Assistenzarzt tätig, er soll bis zu seiner Kündigung 1933 unter Hegler in der I. Medizinischen Abteilung gearbeitet haben[135]. Im Hamburgischen Adressbuch 1934 wurde er nicht mehr aufgeführt, eine Anfrage bei der blauen und roten Steuerkartei der Jüdischen Gemeinde Hamburg ergab, dass Lehrs zu einem unbekannten Zeitpunkt nach Palästina emigrierte, wo er als „Regierungsarzt" bereits unter der britischen Mandatsregierung gearbeitet haben soll[136]. Lehrs wurde im ersten arabisch-israelischen Krieges 1948 während der Visite auf seiner Krankenhausstation erschossen[137].

---

133. StA HH, Hochschulwesen, Dozenten- und Personalakten IV - 361-6, Akte 1218. Im folgenden: PA Kohn. RAe Hoffmeyer u. Rudolph an Dekanat der Medizinischen Fakultät, 22.1.1963.
134. Ärztematrikel, lfd. Nr. 978, Lehrs, Hugo
135. Persönliche Mitteilung Fr. Dr. M. Hertz 1995. Im folgenden: Hertz 1995. Frau Hertz führte eine Kartei mit stichwortartigen Informationen über eine große Zahl jüdischer Ärzte in Hamburg.
136. Hertz 1995.
137. Hertz 1995.

2.7 Richard Levy

Richard Levy wurde geboren am 27. Juli 1906 in Hamburg und absolvierte das Medizinstudium und Examen in Hamburg. Die Eintragung in die Ärztematrikel erfolgte im Oktober 1931, die Streichung im April 1934. Levy wurde im Hamburgischen Adressbuch von 1933 als am AK St.Georg tätiger Assistenzarzt aufgeführt, in den folgenden Jahren fehlt dieser Zusatz, da Levy 1933 aufgrund der NS-Gesetze aus dem Krankenhausdienst entlassen wurde; er emigrierte 1934 in die USA[138].

Levy lebte in Flushing im Bundesstaat New York[139] und kam dort im Jahre 1937 ums Leben, vermutlich durch Suizid[140]. In diesem Zusammenhang soll darauf hingewiesen werden, dass das New Yorker Board of Regents – die lokale Zulassungsbehörde - im Herbst 1936 entschieden hatte, dass ausländische Ärzte für Ihre Tätigkeit im Bundesstaat New York das US-amerikanische Examen ablegen müssen; der bloße Nachweis einer fünfjährigen ärztlichen Tätigkeit war nicht mehr ausreichend[141]. Ob diese Regelung auch rückwirkend Anwendung finden sollte und Levy, der laut American Medical Directory bereits 1934 zugelassen worden war, von einem Berufsverbot betroffen gewesen wäre, ließ sich nicht aufklären.

---

138. Hertz 1995.
139. American Medical Directory - Section New York. Washington D. C. 1936, S. 803.
140. Hertz 1995.
141. Opton, F.G.: Keine Zulassung ohne Examen - Der letzte Entscheid in der Ärztefrage. New York City 1939. In: Der Aufbau, New York City, April 1, 1939, S. 5.

2.8 Hans Liepmann

Hans Liepmann, geboren am 30. Juni 1902 in Pankow/ Berlin, absolvierte sein Staatsexamen am 27.12.1925 in Freiburg, erhielt die Approbation am 24.3.1927 in Karlsruhe und promovierte am 7.9.1928 in Marburg. Liepmann wurde am 19.12.1931 in die Ärztematrikel Hamburg aufgenommen, die Streichung erfolgte am 6.11.1933, nachdem die Gesundheitsbehörde mit Schreiben vom 27.4.1933 die Entlassung des hospitierenden Arztes Hans Liepmann angeordnet hatte[142]. Liepmann emigrierte 1934 in die USA, wo er im Bundesstaat Iowa als Praktischer Arzt tätig war[143].

2.9. Arthur Lippmann

2.9.1 Einleitung

Das Leben von Arthur Lippmann und sein Wirken am AK St. Georg ließ sich aufgrund des umfangreichen Aktenmaterials gut rekonstruieren. Neben der erhalten gebliebenen Personalakte konnten durch die im Familienarchiv Lippmann archivierten 52 Generalakten wertvolle Informationen zum Thema dieser Arbeit gewonnen werden. Die komplexe Beziehung zwischen Arthur Lippmann und seinem langjährigen Vorgesetzten und ärztlichen Direktor des AK St.Georg, Theodor Deneke, konnte besonders gut skizziert werden. Auch die detailreiche

---

142. In diesem Schreiben wurde Hans Liepmann, Therese Oster, Richard Kohn und Klaus Unna die „Verlängerung der Beschäftigungszeit" verweigert. Archiviert in: PA Kohn.
143. American Medical Directory - Section Iowa. Washington D.C., Edition 1936 und 1950, S. 523 und S. 658.

Rekonstruktion des beruflichen Neuanfangs im Zielland der Emigration war möglich. Aus diesen Gründen nimmt der Abschnitt über Arthur Lippmann besonders viel Raum ein.

2.9.2 Die Jahre 1884 bis 1919

Arthur Lippmann wurde am 6. April 1884 in Hamburg geboren. Sein Vater, Josef Lippmann, Inhaber eines großen Metallgeschäftes, und die Mutter, Antonie Ranette Lippmann, geb. Lazarus-Kyk, gehörten zu alten jüdischen Familien der Stadt Hamburg. Lippmann hatte zwei Brüder, Leo und Franz. Leo Lippmann war bis zu seiner Zwangspensionierung 1933 als Staatsrat des Hamburger Senats maßgeblich an der Hamburger Stadtentwicklung und Haushaltspolitik beteiligt.

Die Kinder wuchsen in einem mäßig jüdisch-orthodoxem Elternhaus auf. Leo Lippmann:

„In seiner Jugend hatte mein stets tief religiös empfindender Vater jüdisch rituell gelebt. In Hamburg erkannte er, dass er auch dann ein guter Jude sein könne, als der er sich zeitlebens fühlte, wenn er nicht mehr alle rituellen Vorschriften, insbesondere die Speisegesetze, hielt. Der Hausstand meiner Eltern wurde von seiner Begründung an nicht mehr rituell geführt"[144]

Arthur besuchte das Realgymnasium des Johanneums von 1893 bis 1902 und absolvierte das Abitur als Primus[145].

---

144. StA HH, Familienarchiv Lippmann - 622-1, A4, Band 1, Leo Lippmann-Leben und amtliche Tätigkeit, S. 4.
145. StA HH, Familienarchiv Lippmann - 622-1, B 1, Einleitung zu den Personenkundlichen Unterlagen von Arthur Lippmann.

Lippmann begann das Medizinstudium in Freiburg, setzte es in München und Kiel fort, wo er im Mai 1907 das Staatsexamen mit „sehr gut" und das Promotionsexamen - „Zur Symptomatologie und Pathologie der Balkentumoren" - mit magna cum laude bestand[146]. Bereits in den Ferien nach dem ersten Semester famulierte Lippmann - durch Vermittlung seines Onkels Dr. med. Julius Türkheim und Prof. Simmonds - im Krankenhaus St. Georg:

„Ausserdem sorgten Professor Unna und Professor Plaut dafür, dass Arthur Lippmann - zum Ansporn ihrer eigenen Söhne - in den Universitätsferien erstklassige Gelegenheit zum Preparieren und Mikroskopieren hatte"[147].

Ebenfalls in St.Georg absolvierte er von Juni 1907 bis Juni 1908 sein Praktisches Jahr, von dem er drei Monate in der Pathologischen Anatomie unter Prof. Simmonds verbrachte, drei Monate in der Chirurgie unter Oberarzt Dr. Sudeck und sechs Monate auf der Inneren Abteilung Prof Denekes (auch Direktionalabteilung genannt, da Deneke ärztlicher Direktor des AK St.Georgs war)[148]. Im Jahre 1908 trat er am 1. Juli als Volontärarzt in Denekes Abteilung ein. Noch im gleichen Jahr erfolgte die Beförderung zum Assistenzarzt, dessen Position er bis zum 1. April 1910 innehatte. Bereits zu Beginn seiner ärztlichen Tätigkeit hatte Lippmann häufig den Sekundärarzt (heute Ober-

146. StA HH, Familienarchiv Lippmann - 622-1, B 1, Personenkundliche Unterlagen, Daten aus dem Leben von Dr. Arthur Lippmann, S. 1.
147. StA HH, Familienarchiv Lippmann - 622-1, B 1, Einleitung zu den Personenkundlichen Unterlagen von Arthur Lippmann.
148. StA HH, Familienarchiv Lippmann - 622-1, B3, Arthur Lippmann - Studium.

arzt) der Abteilung zu vertreten[149]. In einem Brief vom 12.10.1908 an seine Braut und spätere Ehefrau Anna Marie Levy heißt es:

„Im Krankenhaus bin ich sehr zufrieden. Zum 1. Oktober bin ich schon fest angestellt worden und habe eigentlich mit die beste Abteilung bekommen"[150].

Ein Schwerpunkt seines ersten St. Georger Krankenhausjahres war die Erforschung der Diphtherie mit besonderem Schwerpunkt auf Verbreitungswege des Erregers unter dem Krankenhauspersonal. Seine persönliche Anteilnahme am Schicksal der ihm anvertrauten Patienten und die Machtlosigkeit der Ärzte gegenüber den Infektionskrankheiten spiegelt sich in einem Brief vom 4.11.1908 wieder:

„Recht niederdrückende Stimmungen gibt es beim Arztsein auch. Ich habe es jetzt an und für sich gut, keine Sorgen! Keine Rücksichten! Nur reine Medizin, reines Gesundmachen. Aber wie schwer ist das manchmal, wenn man so ganz machtlos nur als Schönredner und dummer Junge dabei stehen muss und doch nicht helfen kann. Ich habe das so oft. Bei meinen Diphtheritis-Kranken ist es am schlimmsten. Das einzige, was man sicher weiß bei gewissen Arten von Erkrankungen, ist eben das, dass alles umsonst ist und nun hat man so einen netten kleinen Jungen, der sehr elend ankommt, und sieht das. Mit allerlei guten Sachen - und es gibt gute!, - hat man ihn

---

149. StA HH, Gesundheitsverwaltung-Personalakten - 352-10, Akte 355. Im folgenden: PA Lippmann. Zeugnis von Prof. Deneke, 24.7.1919. Im folgenden: Deneke-Zeugnis 1919.
150. StA HH, Familienarchiv Lippmann - 622-1, B4, Briefe an seine Braut.

in drei - vier Tagen so weit, dass er wieder lacht und spielt. Die Eltern sind glückselig, aber man selbst weiß ganz genau, nach 14 Tagen ist alles aus, in zwei Minuten, und die ganze Zeit kann man nichts tun als so einen Jungen streicheln oder mit ihm spielen oder ihm Medizin geben, die nichts helfen wird. Versuchen muss man es immer wieder, denn es könnte doch mal eine Ausnahme geben! Sehen Sie, dass ist scheußlich und dabei kann man den Mut verlieren. Immer wieder alles umsonst. Doch vieles kann man doch tun, und dann ist es auch schön. Ich glaube, eigentlich ist jeder so eingenommen von seinem Beruf, und doch gibt es solch schöne Augenblicke wohl nur in der Medizin!"[151]

In einem Brief vom 19.11.1908 heißt es:
„Wir hatten eine schlimme Zeit. Ich hatte eine Zeitlang immer 2 Kinder in einem Bett liegen. Gar kein Platz mehr. ... Bei den ansteckenden Krankheiten hat man doch im Krankenhaus eine recht drückende Verantwortung. Wird ein Kind in einen falschen Pavillon gelegt, kann man sicher sein, dass es gleich 12 bis 15 andere arme Lämmer ansteckt und die hat man dann auf dem Gewissen"[152].

Einen großen Raum in jenen Jahren nahm Lippmanns wissenschaftliche Tätigkeit ein. Im Jahre 1909 veröffentlichte er in der Münchner Medizinischen Wochenschrift eine Arbeit zum Nachweis von Tuberkelbazillen im Blut. Ein Jahr später folgten die „Beobachtungen an Diphtheriebazillenträgern unter dem Personale eines großen

---

151. Ebenda.
152. Ebenda.

Krankenhauses", erschienen in der Zeitschrift für Hygiene[153]. Lippmann dachte über eine universitäre Laufbahn nach. Anlässlich eines Besuchs des späteren Chefröntgenologen der Universität Freiburg, Dr. Weil, äußerte sich Lippmann in einem Brief an seine Verlobte: „Na also dieser keilte mich mächtig auch zur Universität zu gehen. Ich habe ja dazu am meisten Neigung, aber es ist zu schwer weiter zu kommen. Man muss das alles absitzen und dann nur in einer kleinen Stadt. Hamburg ist mir am liebsten und Du willst doch auch nicht gerne fort von hier. Oder willst Du Frau Professor werden? Eigentlich hat das ja auch alles Zeit, denn meine Zeit muss ich doch hier absitzen, und dann kommt auch das Dienen. Immerzu denke ich, wäre das alles erst vorüber und wir ein paar Jahre weiter"[154].

Lippmanns Briefe an seine Braut und die Familie aus den Jahren 1908 - 1910 spiegeln auch seine starke Neigung zur Kinderheilkunde wieder, die damals nicht als eigenständiges Fach, sondern nur im Rahmen der Inneren Medizin existierte. In einem Brief vom 27.8.1909 schrieb er: „Gestern habe ich den halben Tag damit zugebracht, ein zwei Tage altes Kind zu füttern. Das ist lebensschwach und die Mutter möchte es gerne behalten. Er war schon zweimal ganz weg. Doch mit einer Menge von einem neuen sehr scharfen Mittel habe ich es wieder zurechtgebracht, was sehr schön und auch interessant war. Aber wenn es nicht anfängt zu

---

153. Siehe Anlage 2: Verzeichnis der wissenschaftlichen Werke Arthur Lippmanns. Im folgenden: Lippmann-Werke.
154. StA HH, Familienarchiv Lippmann - 622-1, B4, Briefe an seine Braut.

trinken hilft das auch nichts, und deshalb füttere ich es mit einem Schlauch. Ob das aber auf die Dauer geht, weiss ich noch nicht. ....Ich wollte ja gern vor dem Abgehen eine reine Kinderabteilung haben, die aber der andere Oberarzt hat, der nicht die Ärzte von unserer Abteilung nehmen will. Jetzt wird es wohl so gemacht, dass ihm die Abteilung ganz genommen wird und dass mein Chef sie nimmt. Dann habe ich sie ganz von selbst. Das wäre nun noch sehr gut zur Ausbildung"[155].

Im Jahre 1909 famulierte unter Lippmann der später berühmt gewordene St.Georger Strahlentherapeut Hermann Holthusen. In einem Schreiben vom 28. April 1909 dankte er Lippmann für dessen Mühe mit ihm:

.. möchte ich Ihnen doch gerne noch einmal meinen aufrichtigen Dank sagen für all die Mühe, welche Sie sich in der Zeit, wo ich auf Pavillon P. war, nun noch-gegeben haben. Nachdem ein Mann wie der Herr Steller ihre Bedeutung zu wissenschaftlicher wie in allgemeiner menschlicher Beziehung in so klassischer Weise beleuchtet hat, erübrigt es sich für mich, zu diesem Bilde noch weitere Stücke hinzuzusetzen, was ich Ihnen aber gerne sagen wollte, ist, dass ich deswegen ganz besonders gerne bei Ihnen gewesen bin, weil ich bei Ihnen immer das Gefühl hatte, dass Sie die Sache von Grund aus betrachten und infolgedessen, wenn ich etwas fragen wollte, die Gewissheit einer richtigen Antwort hatte"[156].

---

155. Ebenda.
156. StA HH, Familienarchiv Lippmann - 622-1, B5, Korrespondenz, Holthusen an Lippmann, 28.4.1909.

Im Jahre 1910 wurde Lippmann von seinem Chef Deneke nach Italien zu Prof. Forlanini geschickt, einem damals berühmten Pulmologen, der die Pneumothoraxbehandlung bei der offenen Tuberkulose etablierte. Wieder zurück in St.Georg nahm er der Forlanini-Methode deren Gefährlichkeit, in dem er zur sicheren Identifikation des Pleuraspaltes die Punktionsnadel mit einem Manometer verband. Die derart umgestaltete Punktionsvorrichtung war bis in die fünfziger Jahre als sogenannte Deneke-Nadel allen Pneumologen ein Begriff, nur wenige jedoch wussten, dass sie Ergebnis der Lippmannschen Überlegungen war[157]. In der 1912 erschienenen „Festschrift anlässlich des Abschlusses der Neubauten" verfasste Lippmann u.a. den wissenschaftlichen Bericht der Direktorialabteilung, in dem er auch über die Pneumothoraxtherapie bei Lungentuberkulose berichtete:

„In steigendem Masse wandten wir uns bei der Behandlung der Lungentuberkulose der Pneumothoraxtherapie zu. Die erste Reihe von Fällen Ende 1909 und Anfang 1910 behandelten wir im strengen Anschluss an Forlaninis Publikation nach seiner Punktionsmethode mit seinem Apparat und seinen Nadeln. Einige üble Zufälle, darunter eine Gasembolie mit Exitus bei der Nachpunktion, veranlasst uns nach Verbesserungen der Technik zu suchen, denn der theoretische Aufbau des Heilverfahrens und die Resultate der Behandlung waren so ausgezeichnet, dass wir dieses Mittel bei der sonst so trostlosen Krankenhausbehandlung der progressiven Fälle nicht missen wollten"[158].

157. StA HH, Familienarchiv Lippmann - 622-1, B9, Beileidsschreiben, Nachrufe. Auszug aus der Gedenkrede von Dr. Landecker, 19.9.1950.
158. Festschrift 1912, S. 255.

Lippmann beschrieb die Mängel des Forlanini-Apparates und die in der Deneke-Abteilung neu entwickelte Punktionsapparatur, ohne auf seinen persönlichen Beitrag einzugehen.

Im April 1910 wurde Lippmann zum Wehrdienst als Arzt beim Infanterieregiment 31 in Altona eingezogen. Auch während dieser Zeit arbeitete er regelmäßig im Krankenhaus St.Georg[159]. Im Oktober 1910 ließ sich Lippmann als praktischer Arzt nieder, trat jedoch als sogenannter externer Volontärarzt im Januar 1911 erneut in die Deneke-Abteilung ein.

In seinem Zeugnis vom Juli 1919 schrieb Deneke:

„Er stand dabei dem wissenschaftlichen Assistenten Dr. Hamel zur Seite, hatte die Säuglingsabteilung unter sich und beteiligte sich an der Vertretung des Unterzeichneten in dessen oberärztlichen Funktionen"[160].

Die hohe Wertschätzung, die Deneke Lippmann entgegenbrachte, wurde in dessen Beförderung zum wissenschaftlichen Assistenten der Direktorialabteilung deutlich, die am 1. April 1912 erfolgte. Mit dieser Position war Lippmann quasi auf einen Vertrauensposten seines Chefs gelangt. Deneke zur Tätigkeit des wissenschaftlichen Assistenten:

„Der wissenschaftliche Assistenten hat dem Direktor in wissenschaftlichen Untersuchungen und Arbeiten aller Art zur Seite zu stehen und daneben die jüngeren Aerzte der Abteilung zu wissenschaftlicher Betätigung anzuregen und in die Methodik einzuführen. Ferner hat er eine kleine Krankenabtei-

---

159. Deneke-Zeugnis 1919.
160. Ebenda.

lung selbständig zu leiten und den Unterzeichneten während dessen Beurlaubung auf einem grossen Teile der Direktorialabteilung zu vertreten. Bei der Abfassung von Jahresberichten, bei der Erledigung des umfangreichen Schriftwechsel, der über Eintritt und Beschäftigung der Famuli, Praktikanten, Volontär- und Assistenzärzte zu fuhren ist, hat er den Direktor zu unterstützen"[161].

Die große Zahl von Lippmanns Beiträgen in der Festschrift von 1912 kann ebenfalls als Zeichen der Anerkennung gedeutet werden. Die Festschrift enthielt auch eine Arbeit Lippmanns zum Problem der Hausinfektionen, in der er für die damalige Zeit bemerkenswerte Vorschläge zur Infektionsprophylaxe machte.

Lippmann war als wissenschaftlicher Assistent der Direktorialabteilung ein fleißiger und vielseitig interessierter Forscher. Als Beispiele seien genannt „Über hämorrhagische Nephritis bei Purpura" und „Die Röntgenuntersuchung der Aortenerkrankungen mit spezifischer Berücksichtigung der Aorten-Lues", beide aus dem Jahre 1912, „Ein Beitrag zum ‚akuten' M.Addison" aus dem Jahre 1913, „Über die Funktionsprüfung der Leber", „Methoden der Nierenfunktionsprüfung", „Die Haus-Infektionen und ihre Bekämpfung" und „Grundsätzliche Überlegungen zum Krankengeschichtenarchiv", alle aus dem Jahre 1914[162]. In der Arbeit zur Aorten-Lues wurde erstmalig die radiologische Diagnostik dieser Erkrankung beschrieben.

Am 2. August 1914 wurde Lippmann zum Kriegsdienst als Arzt in Kriegs- und Seuchenlazaretten an der Ostfront

161. Ebenda.
162. Lippmann-Werke.

eingezogen. Aus dieser Zeit sind umfangreiche Tage-
buchaufzeichnungen erhalten geblieben[163], aus denen hervorgeht, wie hilfreich seine Hamburger Erfahrungen bei
Prophylaxe und Bekämpfung von Infektionskrankheiten
in den Seuchenlazaretten der Ostfront waren. In einem
Schreiben vom 21.3.1915, offenbar gerichtet an Deneke,
berichtete er über die Zustände im Kriegslazarett Metsch
in Johannesburg, Ostpreußen:

„Wir hatten dort ein Seuchenlazarett einzurichten
und waren noch am Einrichten, als wir schon an 600
Kranke hatten. Eine vor der Stadt liegende Schule
mit einer Belegfähigkeit von ungefähr 180 war meine
Aufnahmestation, in die ich alle 'Durchfälle' legte,
geordnet nach Fiebernden und Nichtfiebernden;
alles choleraverdächtige kam in ein anderes Haus,
das in einem entfernten Block lag. In der Nähe lagen
Beamtenhäuser mit 100 und 120 Belegfähigkeit, die
Ruhrabteilungen wurden. Im Garten lagen einzelne
Häuschen (Schuldiener, Vorratshäuser etc.), die ich
für Pocken, Fleckfieberverdacht, Scharlach, Diphtherie etc. schnellstens belegfähig halten musste"[164].

Lippmann wurde im April 1915 das Eiserne Kreuz 2.
Klasse und im Juni 1916 das Hanseaten-Kreuz verliehen[165].
Eine schwere Fleckfieberinfektion machte Lippmann im
Februar 1917 kriegsdienstuntauglich und führte zu seiner
Rückkehr in die Abteilung von Prof. Deneke[166]. Abgese-
hen von einer kurzen Unterbrechung aufgrund neuerli-

163. StAHH, Familienarchiv Lippmann - 622-1, B6, Kriegstagebücher.
164. PA Lippmann, Lippmann an Anonymus, 21.3.1915.
165. StA HH, Familienarchiv Lippmann - 622-1, B l, Personenkundli-
     che Unterlagen, Daten aus dem Leben von Dr. Arthur Lippmann,
     S. l.
166. Ebenda.

chen Kriegsdienstes im April/Mai 1918 - Lippmann wurde mit der Durchführung seuchenpräventiver Maßnahmen bei der Rückführung von Kriegsgefangenen beauftragt - verblieb er in dieser Position bis zum 31. März 1919. Im Frühjahr 1919 wurde Lippmann Facharzt für Innere Medizin[167].

Im Herbst 1919 behandelte Lippmann Sophie Freud, Tochter von Sigmund Freud - wahrscheinlich an den Folgen eines septischen Aborts. Dies kann vermutet werden aufgrund eines Dankschreibens, dass Sigmund Freud im Februar 1920 an Arthur Lippmann sandte. Das Dokument erscheint aus medizinhistorischer Sicht interessant, da in der Freudforschung vielfach die Angaben der Familie übernommen werden, wonach Sophie an Influenza verstorben sei. Der Brief wird in der Anlage im Wortlaut dokumentiert[168].

2.9.3 Die Jahre 1919 bis 1933

Nach Gründung der Hamburgischen Universität beteiligte sich Lippmann am Lehrprogramm, wie zahlreiche andere Ärzte des St.Georger Krankenhauses auch. Im Sommersemester 1919 und im Wintersemester 1919/20 gab er einen Kursus „Ernährungstherapie mit besonderer Berücksichtigung der Stoffwechselkrankheiten"[169].

Am 1. April 1919 wurde Lippmann der „Unterabteilung für Innere Krankheiten der Chirurgischen Poliklinik" als Volontärarzt zugewiesen. Zum näheren Verständnis dieser

---

167. PA Lippmann, Eintragungen auf dem Deckblatt.
168. Siehe Anlage 3.
169. StA HH, Familienarchiv Lippmann - 622-1, B16, Gesammelte wissenschaftliche Werke, Vorlesungsverzeichnis SS 1919, S. 8 und Vorlesungsverzeichnis WS 1919/20, S. 14.

damals neuartigen Einrichtung im Krankenhausbetrieb Prof. Deneke in einem Zeugnis für Lippmann vom Februar 1926:

„Es hatte sich in der Chirurgischen Poliklinik während der Kriegszeit der Zustand herausgebildet, dass eine stets wachsende Anzahl innerlich kranker Personen die Hilfe dieser Poliklinik in Anspruch nahm, ohne dass dort für eine ärztliche Behandlung derselben gesorgt war. Diese Aufgabe hat Dr. Lippmann übernommen und mit großer organisatorischer Begabung bis jetzt durchgeführt, seine Stellung war nur der Form nach die eines Volontärarztes. In Wirklichkeit hat er als vollständig selbständiger Leiter die interne Abteilung der Poliklinik geleitet. Aller Wahrscheinlichkeit nach würde seine Stellung in die eines leitenden Arztes verwandelt sein, wie dies auch bereits beantragt wurde, wenn nicht die Finanzverhältnisse die Schaffung neuer Stellen unmöglich gemacht hätten"[170].

Arthur Lippmann kann also als Begründer einer selbständig arbeitenden, internistischen Poliklinik am AK St.Georg gelten, da bis zum Frühjahr 1919 keine derartige, vom chirurgischen Aufnahmebetrieb getrennte Einrichtung im Krankenhaus existierte. In einem Beitrag für die Festschrift aus Anlass des 100jährigen Bestehens des Krankenhauses schrieb Lippmann über die neue Einrichtung:

„Bei Gründung der St.Georger Poliklinik im Jahre 1872 waren die Ärzte, die sie in damaliger Zeit und auch noch bis in die Jahrhundertwende hinein, leite-

---

170. PA Lippmann, Deneke-Zeugnis, 12.2.1926. Im folgenden: Deneke-Zeugnis 1926.

ten, nicht streng spezialisiert. Es waren meist allgemeine Praktiker, die in ihrer Privatklientel 'äußerlich' und 'innerlich' Kranke zu behandeln hatten und letztere deshalb auch in der Poliklinik nicht ablehnten. In den letzten Jahrzehnten aber, seit 1905, wurde die chirurgische Poliklinik von einem Fachchirurgen geleitet und auch die Assistenten waren größtenteils Chirurgen oder Gynäkologen, so dass für innerlich kranke Patienten, die die Poliklinik aufsuchten, nicht ausreichend gesorgt war. Durch den Umschwung der wirtschaftlichen Verhältnisse im und nach dem Kriege stieg nun die Zahl der hilfesuchenden, innerlich Kranken erheblich an. Es handelt sich besonders um eine auffallend große Zahl von Kindern, die der 'Nachkriegskrankheit', der Tuberkulose, zum Opfer gefallen waren. Es erwies sich deshalb als nützlich, dass auch ein Arzt, der sich speziell mit dem Fach der inneren Krankheiten beschäftigte, angestellt wurde"[171].

Lippmann nahm die neue Herausforderung an und entwickelte trotz der äußerst knappen Krankenhausmittel ein Verfahren zur Massenbehandlung tuberkulosekranker Kinder mit UV-Licht, der er den Namen „St.Georger Methode" gab. Hierbei war es möglich, eine größere Anzahl Kinder gleichzeitig mit UV-Licht zu behandeln. Die erforderlichen Lampen wurden teilweise durch Spenden der Familie Lippmann beschafft[172]. Wissenschaftlicher Hintergrund war die seinerzeit weit verbreitete Lichtthera-

---

171. Festschrift 1925, S. 72.
172. StA HH, Familienarchiv Lippmann - 622-1, B 1, Personenkundliche Unterlagen, Bemerkungen zur Festschrift zum 125 jährigen Bestehen des Allgemeinen Krankenhauses St. Georg.

pie. Lippmann setzte auch 1920 den Umbau der im Kellergeschoss des Hauses L gelegenen Räume durch. Schließlich gelang 1922 die Zuweisung von Mitteln für eine Röntgeneinrichtung der Poliklinik[173]. Die neue Medizinische Poliklinik fand großen Zuspruch in der Bevölkerung. In den Jahren 1921 und 1922 wurden 1686 bzw. 1981 Patienten behandelt, hiervon ca. 50 bis 60 % Kinder[174]. Die hohe Anzahl von Kindern unter den Patienten führte Lippmann auf die weitgehende Versorgung der Erwachsenen durch die Wohlfahrtspflege zurück. Dazu Lippmann in seinem Beitrag zur Festschrift 1923:

„Unsere Patienten stammen meistens aus den Kreisen des früheren Mittelstandes oder aus Familien mit zerrütteter Ehe, in denen sich der Ernährer nicht mehr um Frau und Kinder kümmert. Der größte Teil unserer Patienten sind Kinder aus diesen Kreisen, die einer ganz besonderen Fürsorge bedürfen, da sie, soweit sie unsere Poliklinik aufsuchen, fast alle tuberkulös infiziert sind. Die Auffassung, dass man das primäre Stadium der Tuberkulose, die erste Drüseninfektion, die man früher als 'ruhend' meist unbeachtet gelassen hat, bis sie erneut akute Erscheinungen machte, energisch behandeln muss, ist jetzt Allgemeingut geworden. Die Aufgabe ist, die Kinder so weit zu kräftigen, dass sie diese Infektion überwinden, d.h. dass die Keime nicht ruhen, sondern dass sie vernichtet werden. Es gilt also den Körper aktiv zu immunisieren. Dies suchen wir durch lange fortgesetzte Bestrahlung zu erreichen und fügen in geeigneten Fällen vorsichtige spezifische Ektebinbehandlung hinzu. Auch arzneiliche Behandlung

173. Festschrift 1925, S. 77.
174. Ebenda.

(Arsen, Jod) wurden ggfs. angewandt. Als nicht zu unterschätzendes Mittel in der Allgemeinbehandlung der geschwächten Kinder ist schließlich das sehr gehaltvolle warme Essen zu erwähnen, das jedes Kind nach der Bestrahlung, wenn der Appetit am stärksten sein soll, erhält. Dieses Essen war in den ersten Jahren der Verabreichung aus Privatmitteln sichergestellt worden und wird uns jetzt seit über einem Jahr durch die segensreich wirkende Quäker-Vereinigung geliefert"[175].

Über die Zusammenarbeit mit den Ämtern des Stadtbezirks St. Georg schrieb Lippmann:

„Die Poliklinik hat von Anfang an gemäß den Richtlinien, die bei einer Zusammenkunft aller sich mit der Bekämpfung der Tuberkulose beschäftigenden Organisationen des Bezirkes St.Georg aufgestellt waren, gearbeitet und hat insbesondere mit dem Verband für Volksgesundheitspflege und seinen Lungenfürsorgestellen, mit den Schulärzten und dem Wohlfahrtsamt eng zusammengearbeitet. Diese überweisen uns auch die größte Zahl unserer Patienten, auch aus recht entfernten Stadtteilen. Durchsetzen konnten wir, dass die Hochbahngesellschaft besondere Straßenbahnfahrscheine mit sehr großen Ermäßigungen zum Besuch unserer Poliklinik abgibt, und dass das Wohlfahrtsamt diese Scheine seinen Schützlingen auf unseren Antrag sogar umsonst verabfolgt. Die Lungenfürsorgestellen schicken diejenigen Kinder, bei denen sie eine eingehende Behandlung und vor allem eine Bestrahlung notwendig halten und für die sonst kein Zahler vorhanden ist, in die Poliklinik. Wir versuchen Kinder,

---

175. Ebenda.

die längere Zeit bei uns Behandlung stehen, in eines der vielen Hospize oder Erholungsheime an der See oder im Gebirge zu senden und stehen mit der Zentrale für Kinderverschickung in einem bis dahin geregelten Verhältnis, dass die Zeugnisse der Poliklinik als vertrauensärztliche Gutachten angesehen werden. ... Durch diese vielen Einrichtungen lässt sich ermöglichen, dass viele Kinder jahrelang bei uns in Behandlung und vor allem in eingehender Nachkontrolle stehen. Über jedes tuberkulös infiziertes Kind wird eine krankengeschichtsartige Kartothek geführt. Kinder, die in gewissem Zeitabstand nicht zur Nachschau gekommen sind, werden immer zur Kontrolle schriftlich nachbestellt. Zur Zeit sind annähernd 2000 derartige Kinder in poliklinischer Kontrolle"[176].

Lippmann bewältigte den hohen Arbeitsaufwand in der Poliklinik bis 1926 weitgehend alleine, das Krankenhaus stellte keinen Assistenten zur Verfügung. Seinem Mentor und väterlichen Freund Deneke gelang es trotz diverser Eingaben an die Gesundheitsbehörde nicht, eine Verbesserung der Verhältnisse durchzusetzen. Auch blieben dessen Bemühungen um eine adäquate Einstufung Lippmanns als Leitender Oberarzt bis 1926 ohne Erfolg[177]. Im Januar 1925 erkrankte Lippmann an Tuberkulose. Sein Chef bemühte sich, gegenüber der Gesundheitsbehörde die Diagnose zu verschleiern, wie aus einem Schreiben vom 29. 1. 1925 hervorgeht:

„Der externe Volontärarzt und Leiter der Medizinischen Abteilung der Chirurgischen Poliklinik Dr. Lippmann hat sich krankgemeldet. Es liegt eine

---

176. Ebenda.
177. PA Lippmann, Deneke-Zeugnis 1926.

erhebliche berufliche Überanstrengung mit seelischer Depression vor; auch besteht der Verdacht auf eine beginnende Lungenerkrankung, die auch durch ein Röntgenbild wahrscheinlich gemacht wird. Dr.Lippmann bedarf deshalb eines längeren Krankheitsurlaubs, den ich ihn für die Monate Februar und März zu erteilen hiermit beantrage"[178].

In einem Brief an Lippmann versuchte Deneke zu beruhigen:

„Ich glaube ja tatsächlich, dass Sie Ihren Fall viel zu ungünstig beurteilen und dass auch die Fassung Ihres Urlaubsgesuches 'acute tuberkulöse Aussaat in den Oberlappen' viel zu schwarzseherisch ist. Ich bin überzeugt, dass Sie ebenso wie zahlreiche andere Kollegen und Patienten nach 2-3 Monaten gesund und rund und arbeitshungrig zurückkehren. Ich behalte deshalb Ihr Urlaubsgesuch lieber zurück, da auf Geheimhaltung in einer so großen Behörde kaum zu rechnen wäre"[179].

Während eines nun folgenden mehrmonatigen Aufenthaltes in der Schweiz kam Lippmann in Kontakt mit dem Klimatologen und Strahlungsforscher Prof. Dr. phil. Dr. med. h. c. Karl Dorno, der u.a. Gründer des Physikalisch-meteorologischen Observatoriums Davos und Mitbegründer des Schweizerischen Forschungsinstituts für Hochgebirgsklima und Tuberkulose war und Lippmann vielfältige Anregungen für seine Forschungstätigkeit gab[180]. Nach Genesung und Rückkehr bewarb sich Lippmann im Januar

---

178. PA Lippmann, Deneke an Gesundheitsverwaltung, 29.1.1925.
179. PA Lippmann, Deneke an Lippmann, 9.2.1925.
180. Vgl. hierzu StA HH, Familienarchiv Lippmann - 622-1, B5, Korrespondenz. Der Briefwechsel mit Dorno begann 1925.

1926 um die freiwerdende Oberarztstelle Carl Heglers. Hegler sollte im Frühjahr 1926 die Nachfolge Theodor Denekes als Ärztlicher Direktor antreten. Deneke bestärkte Lippmann in seiner Absicht: „Dass Sie sich um die Nachfolge Heglers bewerben müssen, ist ganz selbstverständlich. Sie werden zweifellos zu denen gehören, die in erster Reihe in Frage kommen"[181].

Gleichzeitig schwächte er seinen fraglos vorhandenen Einfluss bei der Besetzung der freiwerdenden Oberarztstelle ab: „Leider gehen die Bewerbungen jetzt an das Gesundheitsamt, nicht mehr an den ärztlichen Direktor, so dass der Einfluss des letzteren vermindert ist. Ich hoffe aber, dass die Oberärzte des Krankenhauses Gelegenheit zu einer Äußerung erhalten und dabei wird die allseitige Anerkennung, die Sie sich erworben haben, sicherlich zur Geltung kommen"[182].

Immerhin gelang es Deneke bei der Gesundheitsbehörde die offizielle Einrichtung einer selbständigen Medizinischen Poliklinik durchzusetzen, mit einem Leitenden Arzt an der Spitze. Im Sommer 1926 wurde Arthur Lippmann zum Leitenden Arzt dieser Poliklinik ernannt. Im Jahresbericht 1926 des Krankenhauses heißt es hierzu: „Die fortschreitende Entwicklung der medizinischen Poliklinik, die 1919 infolge der durch die Kriegs- und Nachkriegsverhältnisse hervorgerufenen gesundheitlichen und wirtschaftlichen Notstände zur Verbesserung der Fürsorge der Minderbemittelten eingerichtet worden war, hat

181. StA HH, Familienarchiv Lippmann - 622-1, B5, Korrespondenz, Deneke an Lippmann, 4.2.1926.
182. Ebenda.

im Berichtsjahr Anlass gegeben, unter Darlegung der Sachlage zu beantragen, die medizinische Poliklinik nebst dem angeschlossenen Bestrahlungsinstitut von der chirurgischen Poliklinik abzutrennen und damit zu einer selbständigen Abteilung...zu erheben. Des Weiteren wurde beantragt, die Medizinische Poliklinik entsprechend ihrer Bedeutung der Leitung eines besonders anzustellenden Oberarztes zu unterstellen. Beide Anträge fanden erfreulicherweise die Zustimmung des Senats und der Bürgerschaft. Die Stelle wurde am 26. August 1926 dem früheren wissenschaftlichen Assistenten der Anstalt, der die genannte Poliklinik bisher schon als Abteilung der chirurgischen Poliklinik geleitet hat, übertragen"[183].

Die entscheidende Rolle Denekes kann aufgrund eines undatierten Briefs von Deneke aus dem Jahre 1926 vermutet werden - er muss nach dessen Pensionierung vom 31.3.1926 verfasst worden sein:

„Ihr Brief vom 14. war mir eine besonders herzliche Freude. Wenn ich von all den Verdiensten, die Sie mir zuschreiben, nur den allerkleinsten Teil beanspruchen darf, so hat mir doch Ihre dankbare, freundschaftliche Gesinnung sehr wohlgetan. Das Gegebene wäre ja gewesen, dass ich Ihnen geschrieben und Ihnen meine Glückwünsche zu der endlichen wohl verdienten Ernennung zum Oberarzt ausgesprochen hätte. Was durch die Nöte des Umzuges versäumt wurde, hole ich hiermit nach und kann mir nicht versagen, bei dieser Gelegenheit daran zu erinnern, wie viel ich Ihnen zu verdanken

---

183. Allgemeines Krankenhaus St.Georg (Hg.): Jahresbericht 1926. Hamburg 1926, S. 8. In: StA HH, Familienarchiv Lippmann - 622-1, B13, Tätigkeit im AK St. Georg.

habe. Ich habe wenig Assistenten gehabt, auf deren Arbeit auf der Abteilung ich mich so unbedingt verlassen konnte, und nie einen wissenschaftlichen Assistenten, der sich so selbstlos für meine Arbeiten interessierte wie Sie. ... Daneben wäre vieles andere fachliche und persönliche zu nennen. Ich werde herzlich dankbar sein, wenn unsere freundschaftlichen Beziehungen sich jetzt, wo es mit Ihnen immer weiter aufwärts, mit mir allmählich abwärts geht, unverändert erhalten oder bei der räumlichen Annäherung vielleicht noch enger knüpfen"[184].

Trotz seiner starken Inanspruchnahme beim Aufbau der Medizinischen Poliklinik ließ Lippmanns wissenschaftliche Tätigkeit nicht nach. Auf Grund seiner lichttherapeutischen Erfahrungen wandte sich Lippmann verstärkt der bis in die fünfziger Jahre verbreiteten Lichtbehandlung innerer Krankheiten zu und war bis zu seinem Berufs- und Forschungsverbot auf diesem Gebiet wissenschaftlich aktiv. Beispielhaft seien die Arbeiten über „Anlage und Betrieb von Massen-Bestrahlungseinrichtungen im Krankenhaus" von 1922, „Licht und Stoffwechsel" von 1928 und „Die Lichtbehandlung des praktischen Arztes" von 1930 genannt. Das Kapitel „Lichttherapie innerer Krankheiten" aus dem damaligen Standard-"Lehrbuch der Strahlentherapie" von 1926 stammte aus seiner Feder[185].

---

184. StA HH, Familienarchiv Lippmann - 622-1, B5, Korrespondenz, Deneke an Lippmann.
185. Lippmann-Werke.

Die Lippmann-Arbeit „Die Cadmium-Lampe", erschienen 1932, veranlasste die Fa. Siemens, eine neuartige UV-Lampe zu entwickeln[186]. An den internationalen Kongressen für Lichtforschung in Paris 1929 und 1932 in Kopenhagen nahm Lippmann als Mitglied der deutsch-österreichischen Delegation teil[187]. Neben der Lichttherapie war Lippmann an vielfältigen Themen der Inneren Medizin und benachbarter Fachgebiete interessiert. Hervorzuheben sind seine Arbeiten über den Zusammenhang von Kriegsernährung und Säuglingsentwicklung aus dem Jahre 1917, Ruhr-Epidemien (1918), Therapie der Grippeempyeme mit Bülauscher Heber-drainage (1919), essentielle Cholesterinämie und Xanthombildung (1920), Behandlung der Enuresis (1921), Technik der kutanen Tuberkulinreaktion (1921), Dermatitis atrophicans (1927), Schädigungen durch metallischem Zahnersatz (1930), seltene Formen von Pleura-Verkalkungen (1931) und verschiedene Anämieformen (1932)[188].

Im Jahre 1923 wurde Lippmann in den fünfköpfigen Vorstand der Ärztekammer Hamburg gewählt und nahm dort das Amt des Kassenführers bis 1933 wahr. Er kam dabei in engen Kontakt mit dem Praktiker Dr. Ernst Wolffson, der von 1925 bis 1933 im Vorstand Schriftführer war.

Im Juli 1932 hatte der ärztliche Direktor Professor Hegler auf Anfrage der Gesundheitsbehörde bezüglich Ver-

186. StA HH, Familienarchiv Lippmann - 622-1, B15, Dokumente/ Korrespondenz betr. Existenz in Sydney, Curriculum vitae A. L., undatiert, wahrscheinlich aus dem Jahre 1940.
187. StA HH, Familienarchiv Lippmann - 622-1, B13, Tätigkeit in St. Georg, Zeitungsausschnitt „Hamburger Fremdenblatt" zum Kongress in Paris mit Foto von Lippmann, 31.7.1929. Vgl. auch Lippmann-Werke.
188. Lippmann-Werke.

tragsverlängerung von Lippmann dessen Weiterbeschäftigung „wärmstens befürwortet"[189]. Die Gesundheitsbehörde entsprach dieser Empfehlung mit Schreiben vom 6. August 1932 und verlieh Lippmann zugleich die Dienstbezeichnung Professor.[190]

Die allgemeine Wertschätzung, die Lippmann entgegengebracht wurde, wird auch daran deutlich, dass er im August 1932 Gast im neuen Medium Rundfunk war. Das mit zahlreichen handschriftlichen Korrekturen versehene, maschinengeschriebene Manuskript seines Referates befindet sich im Familienarchiv Lippmann[191]. Zum Thema „Ärztliches Tun und Handeln" heißt es (handschriftliche Zusätze *kursiv*):

„Verhältnis 'Arzt-Patient' variable Grössen, weil beide unendlich verschieden. Folge: nicht jeder Arzt für jeden Patienten. Ideal wäre Auswahl beiderseits, *ablehnen „freie" Wahl.*

Heutige Zeit Stellung verschlechtert. Ideal ist: Arzt soll Herrscher sein, verschieden je nach dem Patienten:

Absoluter König bei beschränktem Untertanen-Verstand, mehr konstitutioneller, wenn ein Kluger sich ihm unterwirft, der weiß, dass es auch in der Selbstverwaltung des Körpers Grenzen gibt und in der Freiheit das Selbstbestimmungsrecht hinter der Führung durch den Stärkeren zurücktreten muss.

Drittens noch denkbar als Oberhaupt einer Republik bei reifen Kranken, mit denen die Richtlinien für die Heiltat frei vereinbart werden. Nie darf der Arzt

---

189. PA Lippmann, Hegler an Gesundheitsbehörde, 26.7.1932.
190. PA Lippmann, Verfugung der Gesundheitsbehörde, 6.8.1932.
191. StA HH, Familienarchiv Lippmann - 622-1, B16, gesammelte wissenschaftliche Werke, Rundfunkmanuskript, August 1932.

Knecht werden, der nur verstohlen Einfluss auf die Krankheit gewinnen will. Nicht der Krankheits - Fall sondern der Mensch ist zu behandeln, d.h. jedes mal Verstehen und Einstellen. ...

Ärztliches <u>Handeln</u> fängt nicht beim Behandeln an. Der denkende Arzt handelt vom Augenblick an, wo er dem Kranken gegenüber tritt und zwar als Wissenschaftler und als Künstler.

Vorgeschichte wissenschaftlich erfragen. Fragen können, einfühlen, zuhören können. Daraus wächst das Bild von Körper und Seele. Danach kommt Diagnose. Feststellen, Gruppieren eine wissenschaftliche Arbeit, obwohl ein Teil mechanisch, handwerklich durch Laboranten zu machen. An diesen Methoden haben Generationen von Wissenschaftlern gearbeitet und der ausübende Arzt muss sie immer wieder geistig durchdringen im Gegensatz zum Kurpfuscher, der das alles nicht braucht und damit auch auf eine Hauptwurzel verzichtet.

Dann kommt das Künstlerische. Aus diesen Tatsachen formt sich das Bild des Kranken. Der Arzt sieht kranke Organe plastisch vor sich, er beobachtet sie bei ihrer Funktion, Störung im Ablauf. *Und das Ganze.*

Dann folgt wieder Projektion auf Gesamtmenschen. Die Diagnose gibt zum Vereinfachen mit einem Wort eine Summe von Veränderungen, Störungen, Reaktionen wieder."

Lippmann nahm noch ausführlich zum Entstehen von Krankheiten, zur Behandlung von Schwerstkranken und auch zum ärztlichen Honorar Stellung:

„Könige, Priester, Krämer versehen ihre Arbeit gegen Entgelt. Wer einen Wert schafft, erhält von dem Verbraucher des Wertes für seinen Bedarf Notwendiges oder Angenehmes: Geld, Ansehen usw. In dieser Weltordnung leben auch die Ärzte, und es ist falsch, sie künstlich auf einen Sockel zu stellen und vom Lohn in der Ewigkeit und rein ideellen Belohnungen zu sprechen. In früheren Jahrhunderten Ärzte wie Künstler bezahlt, heute mit Krämertarif wie ein Taxichauffeur, d.h. wirklich nach km, Zeitdauer, manchmal auch nach Kraftaufwand (nächtliche Wege). Woher dieses Herunter sinken? Überfüllung. Angebot und Nachfrage. Aber auch falsche Einstellung der Ärzte. Statt den Kranken zu behandeln, eine Krankheit zu behandeln, was soweit führte, dass beinah ein Rezept wie eine Ware bezahlt wurde. ... Richtiger wenn das Künstlerische bewertet wird, d.h. die Gesamteinwirkung. Noch besser so, wie beim alten Hausarzt, festes Vertrauensverhältnis, wo für die volle Überwachung der Familie durch eine jährliche Ehrengabe = Honorar entgolten wurde".

Im Folgejahr sollte Arthur Lippmann die Belohnung für seine ärztliche Tätigkeit im Dienste der Allgemeinheit erhalten: am 27.Juni 1933 wurde ihm zum 31. Juli gekündigt. Lippmann legte unter Berufung auf die sogenannte Frontkämpfer-Regelung Widerspruch ein und konnte seine Entlassung bis zum 31.12.1933 hinauszögern[192].

In einem Schreiben an Deneke beschrieb Anna Lippmann 1950 die Situation:

---

192. Rekonstruiert nach: PA Lippmann.

„Kein Kollege, keiner vom Personal wagte es, dem Mann, der 26 Jahre seine besten Kräfte dem Krankenhaus St.Georg gewidmet hatte, die Hand zum Abschied zu geben"[193].

Gleichwohl ist ein handschriftlicher Brief von Prof. Holthusen vom 23. Dezember 1933 erhalten: „Vielleicht wissen es nur wenige, wie eng Sie mit dem Krankenhaus St. Georg durch Ihre ganze Entwicklung zusammenhingen. Ich habe in Ihnen immer einen von denen gesehen, die sich der Verpflichtung bewusst waren, welche die Mitarbeit in einem großen Krankenhaus dem Arzt auferlegt. Durch Ihre wissenschaftlichen Arbeiten haben Sie nicht im geringsten Teile dazu beigetragen, dass der gute Klang, den der Name St.Georg hatte, erhalten geblieben ist. Möchte all das in ruhigeren Zeiten wieder die gerechte Anerkennung finden"[194]!

Der Kündigung in St.Georg ging der zwangsweise Verlust des Vorstandsamtes in der Hamburger Ärztekammer voraus. Trotzdem dankte ihm der im Amt verbleibende Moltrecht auf Briefpapier der Ärztekammer am 12. April 1933 für seine Vorstandsarbeit

„Bei Ihrem Ausscheiden aus der Hamburgischen Aerztekammer möchte ich es nicht unterlassen, Ihnen auch noch einmal schriftlich zu sagen, dass die Kammer Ihnen den stärksten Dank schuldet für Ihre wertvolle und stets bereite Mitarbeit, mit der Sie sich seit zehn Jahren als Vorstandsmitglied den Aufgaben

---

193. StA HH, Familienarchiv Lippmann - 622-1, B5, Korrespondenz, Frau Lippmann an Deneke, 30.10.1950.
194. StA HH, Familienarchiv Lippmann - 622-1, B5, Korrespondenz, Holthusen an Lippmann, 23.12.1933.

der Kammer in so erfolgreicher Weise gewidmet haben"[195].

Am 13.Oktober 1933 beging Lippmanns Sohn Rudolf Selbstmord. Rudolf Lippmann war Medizinstudent im 3. vorklinischen Semester und musste mit Vorlesungsbeginn des Wintersemesters 1933/34 das Studium abbrechen. Sein Onkel Leo Lippmann sprach die „Worte des Gedenken für den am 13. Oktober 1933 verstorbenen Stud. med. Rudolf Lippmann"[196] bei der Trauerfeier am 20. Oktober in der Kapelle des Jüdischen Friedhofs in Hamburg-Ohlsdorf:

„Er glaubte, das schwere Schicksal, das die deutschen Juden traf, und ihre Diffamierung nicht ertragen zu können"[197].

2.9.4 Die Jahre 1933 bis 1938

Nach der Vertreibung aus dem Krankenhaus drohte das Oberversicherungsamt Hamburg Lippmann die Streichung aus dem Arztregister an. Dies hätte den Verlust jeglicher Einnahmen aus der Behandlung von Kassenpatienten zur Folge gehabt.

„Die amtlichen Feststellungen haben ergeben, dass für Sie als Nicht-Arier die Voraussetzungen für die Eintragung ins Arztregister ... nicht gegeben sind. Es muss daher ihre Streichung aus dem Arztregister

195. StA HH, Familienarchiv Lippmann - 622-1, B14, Kampf um Erhaltung der Zulassung, Moltrecht an Lippmann, 12.4.1933.
196. StA HH, Familienarchiv Lippmann - 622-1, A4, Bd. 2, Teil 1, Leben und amtliche Tätigkeit von Leo Lippmann, Worte des Gedenken für den am 13. Oktober 1933 verstorbenen Stud. med. Rudolf Lippmann.
197. Ebenda.

nach § 11 Abs.2 Nr.4 der Zulassungsordnung erfol-
gen. Wenn Sie binnen 2 Wochen nicht begründeten
Widerspruch erheben und den Nachweis erbringen,
dass es sich hinsichtlich Ihrer Tätigkeit in den Lazaretten Hohensalza und Lowicz tatsächlich um echte
Seuchenlazarette gehandelt hat, wird die Streichung
den gesetzlichen Bestimmungen entsprechend vorgenommen werden"[198].

Vier „arische" Kollegen[199] bescheinigten ihm, dass er vor
1919 in Seuchenlazaretten der Ostfront als Stabsarzt tätig
gewesen war, Lippmann konnte daraufhin noch Kassen-
arzt bleiben[200].
Obwohl jüdischen Wissenschaftlern die Veröffentlichung ihrer Arbeiten in deutschen Fachzeitschriften untersagt war, setzte Lippmann eine bescheidene Forschungstätigkeit in seinem Haus in der Agnesstraße fort. Er setzte
UV-Licht wechselnder Intensität und Wellenlänge zur
Bestrahlung verschiedener Pflanzen ein und dokumentierte die biologischen und physikalischen Effekte mit wissenschaftlicher Akribie in Photografien, Tabellen und
Diagrammen[201].

---

198. StA HH, Familienarchiv Lippmann - 622-1, B14, Kampf um Er-
     haltung der Zulassung, Oberversicherungsamt Hamburg an Lipp-
     mann, 26.8.1933.
199. StA HH, Familienarchiv Lippmann - 622-1, B14, Kampf um Er-
     haltung der Zulassung, Erklärungen der Ärzte Dr. Hempell, Pe-
     tershagen/Weser, 18.12.1933, Prof. Dr. Rabe,Hamburg,
     8.10.1933, Dr. Spaethe (Stadtdistriktarzt), Hamburg, 6.10.1933
     und Dr. Braunschmidt, Hamburg, 9.10. 1933.
200. Vgl. hierzu: KV Hamburg: „Liste der nichtarischen Ärzte welche
     entweder infolge Niederlassung vor 1914 oder infolge von Front-
     dienst im Kriege die RVO- und Ersatzkassen behalten haben",
     Mitteilungen für die Ärzte und Zahnärzte Gross-Hamburgs,
     39(1933), S.486.

Durch seine häusliche Forschungstätigkeit stand Lippmann noch 1935 in Kontakt mit dem Universitätsinstitut für physikalisch-biologische Lichtforschung in Hamburg-Finkenau[202]. Im Februar 1936 fertigte Lippmann ein ausführliches Gutachten über eine ihm zur Verfügung gestellte Kadmiumlampe der Firma Siemens an, für das sich die Siemens-Werke freundlichst bedankten und dessen Weiterleitung an ihre Berliner Zentralstelle zugesagt wurde[203]. Ferner führte Lippmann eine wissenschaftliche Korrespondenz mit Karl Dorno in Davos, Schweiz[204].

Gewissermaßen aus heiteren Himmel traf Lippmann eine zweiteilige Artikelserie seines früheren Mentors und klinischen Lehrers Deneke, die dieser im Dezember 1935 und Januar 1936 im Ärzteblatt für Hamburg und Schleswig-Holstein veröffentlichte. Unter der unverfänglichen Überschrift „Statistisches über die Hamburgische Ärzteschaft und die Hamburgische Ärztekammer" schrieb Deneke:

„Die jüdischen Ärzte Hamburg hatten auch nach der Emanzipation eine einheitlich geleitete Gruppe gebildet, die nicht nur die Strenggläubigen und die Reformjuden umfasste, sondern auch die - teilweise seit Generationen - getauften Ärzte jüdischer Abkunft noch zu den ihren zählte. Das Rassenprinzip, das die Juden bei den Wirtsvölkern so leidenschaftlich bekämpften und noch bekämpfen, war bei ihnen selbst ja seit vielen Jahrhunderten als die

---

201. Vgl. hierzu: StA HH, Familienarchiv Lippmann - 622-1, B17, Lichtversuche mit Pflanzen.
202. Ebenda, Prof. Dannmeyer (Institutsleiter) an Lippman, 5.2.1935.
203. Ebenda, Siemens Geschäftsstelle Hamburg an Lippmann, 13.2.1936.
204. Vgl. hierzu: StAHH, Familienarchiv Lippmann - 622-1, B5, Korrespondenz, Briefwechsel Lippmann-Dorno

wesentliche Grundlage ihrer völkischen Sonderexistenz erkannt...Die stets wachsame jüdische Ärztegruppe hatte selbstverständlich sofort in Erschaffung der Hamburger Ärztekammer eine Gelegenheit erkannt, den Einfluss und das Ansehen des Judentums zu vermehren. Vor allem lag ihr aber daran, etwaigen Gefahren entgegenzutreten, die sich aus einer schärferen Standesordnung und sonstigen 'antiliberalen' Maßnahmen für die freie Erwerbstätigkeit ihrer Stammesgenossen ergeben konnten. Da die jüdische Ärztegruppe über 25 - 30 % der ärztlichen Stimmen verfügte, war es ihr bei ihrer organisatorischen Geschlossenheit nicht schwer, sich meistens schon durch vorherige Verhandlung mit anderen Ärztegruppen eine entsprechende Anzahl von Sitzen bei allen Ärztekammerwahlen zu sichern. Die jüdische Gruppe war aber auch stets im Vorstande der Ärztekammer vertreten, dem das Gesetz wichtige Befugnisse zur Überwachung der Ärzteschaft übertragen hatte. Ganz regelmäßig besetzten sie das besonders einflussreiche Amt des Schriftführers, oder sie stellten, wenn zwei Schriftführer gewählt wurden, mindestens einen. 1925 - 1932 bestand in dem fünfgliedrigem Vorstande sogar eine nichtarische Mehrheit"[205].

Der Artikel schloss mit einer namentlichen Aufführung aller Vorstandsmitglieder der Hamburger Ärztekammer, darunter natürlich auch Arthur Lippmann:

---

205. Deneke, Th.: Statistisches über die Hamburgische Ärzteschaft und die Hamburgische Ärztekammer. Ärzteblatt für Hamburg und Schleswig-Holstein, 1(1936), S.3-5.

„Alle Einzelheiten gehen aus den nachstehenden Namenslisten hervor, die auch aus anderen Gründen in einer Geschichte der Hamburgischen Ärztekammer nicht fehlen dürfen. Sie geben für manche in den früheren Kapiteln besprochenen Vorkommnisse eine Ergänzung, manchmal auch eine Erklärung. Am 26.5.33, nach der Machtergreifung der NSDAP, wurde das Plenum der Ärztekammer aufgelöst. ... Seitdem ist das Führerprinzip auch in der Ärztekammer und damit in der Ärzteschaft durchgeführt worden"[206].

Gemeinsam mit dem ehemaligen Kassenführer Ernst Wolffson suchte Lippmann Deneke kurz nach Erscheinen des Artikels auf und stellte ihn zur Rede. Bei dieser Gelegenheit übergab Lippmann auch eine vierseitige, schriftliche Gegendarstellung, die erhalten geblieben ist:

„25 Jahre gemeinsame Arbeit, bei der ich mich stets Ihres Wohlwollens und ihrer Förderung erfreuen durfte, hatten in mir Ihnen gegenüber ein Gefühl erweckt, das ich nicht anders bezeichnen konnte als das eines dankbaren Schülers zu seinem verehrten väterlichen Lehrer und Freund. Es war mir selbstverständlich, dass neben dem Bilde meines Vaters Ihr Bild in meinem Arbeitszimmer stand. Andererseits durfte ich immer annehmen, dass ich mir Ihr Vertrauen verdiente und Sie mit meiner Arbeit zufrieden waren. Dieses muss ich vorausschicken, um Ihnen zu erklären, wie erschütternd die Lektüre Ihres Aufsatzes vom 5.Januar 1936 über die Ärztekammer auf mich wirken musste. Ich darf zu manchem in Ihrer Stellungnahme nicht schweigen.

---

206. Ebenda.

Meine Ehre und die manches vortrefflichen toten Kollegen erfordern Klarstellung, die ich bei der Lage der Dinge nur Ihnen persönlich geben kann"[207].

Lippmann ging ausführlich auf Deneke ein und widerlegte ihn Punkt für Punkt:

„Sie wissen, dass eine Gruppe nie ein Vorstandsamt 'besetzen' konnte, sondern dass die Ärztekammer in unserem Fall bis fast zuletzt uns einstimmig gewählt hat. Darf ich Sie daran erinnern, dass gerade Sie mehr als ein Mal mir nach Ablauf einer Wahlperiode den Dank des Vorstandes ausgesprochen und meine Wiederwahl vorgeschlagen haben? Sie hätten dies ganz gewiss nicht getan, wenn ich mich für einseitige jüdische Interessen und nicht für eine Amtsund Standesführung eingesetzt hätte, die auch Ihren Wünschen entsprach und den Interessen der gesamten Hamburgischen Ärzteschaft diente. ... Wenn Juden in wichtige Stellen gewählt wurden, so geschah es stets, weil sie sich durch ihre Persönlichkeit und ihre Tätigkeit das Vertrauen aller Kollegen erworben hatten."

Lippmann gab am Ende seines Briefes der Hoffnung Ausdruck,

„dass Sie, sehr geehrter Herr Professor, aufgrund dieser kurzen Ausführungen, die ich im einzelnen wesentlich ergänzen könnte, noch einmal nachprüfen werden, ob Sie wirklich Ihre schweren, verallgemeinernden Vorwürfe gegen Ihre früheren Mitarbeiter aufrechterhalten können."

---

207. StA HH, Familienarchiv Lippmann - 622-1, B5, Korrespondenz, Lippmann an Deneke, 14.1.1936.

Deneke antwortete in einem fast vierseitigen Brief vom 22. l. 1936:

„Das massenhafte Eindringen von Juden in alle führenden Kreise Deutschlands, besonders nach dem Kriege - die Zahl der jüdischen Akademiker und Betriebsleiter ist ja im Verhältnis zur Gesamtzahl der deutschen Juden ganz ungeheuer groß - und das gewaltige Anwachsen der kommunistisch-marxistischen Bewegung ließen darauf schließen, dass nach Russland nun Deutschland ein Opfer der jüdisch-bolschewistischen Herrschaft werden sollte. Ich habe deshalb als Deutscher die Machtergreifung Hitlers als rettende Tat begrüßt und mich dem von ihm begonnenen Abwehrkampf und Gegenangriff rückhaltlos angeschlossen. Das im Kriege - und wir stehen im Kriege zwischen Deutschtum und Judentum - eins der Kampfmittel in der Herabwürdigung, ja Beschimpfung des Feindes besteht, haben wir 1914- 1918 reichlich erfahren, aber vernünftige Leute haben immer gewusst, dass jedes Volk eine große Zahl edler und achtungswerte Charaktere umfasst, denen man seine Wertschätzung bewahrt, auch wenn sie der Gegenpartei angehören. So habe auch ich meine persönliche Einstellung zu meinen alten jüdischen Freunden und Bekannten in keine Weise verändert und hoffe dabei auf ein stillschweigendes gegenseitiges Einverständnis. ... Dass die Judenheit als Minderheit sich fest organisierte, kann man ihr nicht zum Vorwurf machen, solange es sich um die Erkämpfung angemessener Ziele handelte. Dasselbe gilt auch von der jüdischen Ärztegruppe auf unserem kleinen Hamburger Schauplatz und dass diese geschlossen (abge-

sehen von einzelnen unvermeidlichen Eigenbröd-
lern) bei den Wahlen zur Ärztekammer und in der
Ärztekammer auftrat, weiß ich ganz genau, wenn
auch die Leitung vielleicht von manchen Mitgliedern
der Gruppe kaum bemerkt wurde. Ein so gleichmä-
ßiger und sicherer Erfolg kann überhaupt nur durch
Organisation erreicht werden. ... Wenn wir, lieber
Herr Kollege Lippmann, uns auch über die Grund-
fragen des gegenwärtigen Kampfes nie verständigen
werden, da jeder zu seinem Volke steht und stehen
wird, so lag mir doch in Rücksicht auf unsere langjährige freundschaftliche Zusammenarbeit daran,
der Auseinandersetzung jede persönliche Schärfe zu
nehmen. In der Hoffnung, dass mir dies, soweit den
Umständen nach möglich, gelungen ist, verbleibe ich
..."[208].

Lippmann äußerte sich nach dem Kriege in einem Brief
an Holthusen über die Auseinandersetzung mit Deneke
und seine Zeit im St.Georger Krankenhaus:
„Trotzdem seine Artikel über die Ärztekammer
1936 mit den wissentlich unwahren Beschuldigun-
gen mir den härtesten Schlag von allen gaben, bin ich
St.Georg sehr dankbar für alles, was ich in mehr als
einem Vierteljahrhundert dort lernte und sah"[209].

Im Jahre des Zerwürfnisses mit Deneke erhielten die
Lippmanns Besuch aus Australien und fassten den Entschluss, dorthin auszuwandern. Anlässlich einer Feier-

---

208. StA HH, Familienarchiv Lippmann - 622-1, B5, Korrespondenz,
Deneke an Lippmann, 22.1.1936.
209. StA HH, Familienarchiv Lippmann - 622-1, B5, Korrespondenz,
Lippmann an Holthusen, 5.7.1949.

stunde im Mai 1944 beschrieb Lippmann in einer kurzen Rede seine ersten Kontakte nach Australien:

„The very first Australians I met in my Life were my dear cousins Estelle and Colin who came to see us in Hamburg in 1936 at a time when suppression and fear lay already äs a dark shadow over Europe, they brought with them a sen-ding of the Australian sunshine and freedom. We at once understood and liked each other. Colin was the first to advise me to come to Sidney. He was optimi-stic from the beginning that I would be able to Start a practise here, he was my first Australian patient and after I had treated bim in Hamburg, I was no longer afraid that I might not be able to find the right contact in Australia"[210].

Anna und Arthur Lippmann schickten noch im gleichen Jahr ihre Kinder Robert und Margaret auf die Reise zu den australischen Verwandten, um ihnen im Jahre 1938 gemeinsam mit Franz Lippmann und dessen Frau und Kindern zu folgen. Im November, kurz vor seiner Abreise, bat Lippmann Prof. Hegler um ein Zeugnis über seine Krankenhaustätigkeit:

„Ich muss in den nächsten Wochen nach Australien auswandern. Ich glaube, dass mir ein Zeugnis über meine Krankenhaustätigkeit das Fussfassen etwas erleichtern kann. Ich bitte Sie deshalb, mir ein möglichst ausfuhrliches Zeugnis über meine 25 jährige Tätigkeit im Krankenhaus St.Georg vom Juli 1908 bis zum 3 I.Dezember 1933 ausstellen zu wollen. Es kommt unter anderm vor allem auf die Tätigkeit als Wissenschaftlicher Assistent, auf den Aufbau der

---

210. StA HH, Familienarchiv Lippmann - 622-1, B15, Dokumente/
      Korrespondenz betr. Existenz in Sydney, Rede

Poliklinik, Einführung und Ausbau der Lichttherapie und Bestrahlungsanlage an"[211].

Parallel bat er den Präsidenten der Gesundheitsbehörde Hamburg um eine Bescheinigung über seine Tätigkeit als Arzt in Hamburg und am Allgemeinen Krankenhaus St.Georg:

„Ich bitte erstens um eine Bescheinigung darüber, dass ich von 1908-1938 als Arzt in Hamburg tätig war (in die Matrikel aufgenommen war) und zweitens bitte ich um eine Bescheinigung, dass ich von 1908-31.Dezember 1933 im Krankenhaus St.Georg in verschiedenen Stellungen, zuletzt als Leitender Oberarzt und Professor tätig gewesen bin. Ich brauche die Bescheinigung für Auswanderungszwecke"[212].

Die Behörde wies das AK St. Georg an, ein Zeugnis zu verfassen, das sich jeglicher qualifizierender Äußerungen enthalten sollte:

„Herr Dr. med. Arthur Siegfried L i p p m a n n, geboren am 6. April 1884 in Hamburg, trat am 1. Juli 1908 als Volontärarzt im Allgemeinen Krankenhaus St.Georg auf der I. Medizinischen Abteilung ein, wurde auf der gleichen Abteilung am 1. Oktober 1908 zum Assistenzarzt ernannt, welche Stellung er bis zum 30. März 1910 innehatte, um dann seiner Militärpflicht zu genügen. Am 1. Januar 1911 trat er als Volontärarzt wieder ein und wurde am 1. April 1912 Wissenschaftlicher Assistent der I. Medizini-

---

211. PA Lippmann, Lippmann an Hegler, 4.11.1938.
212. PA Lippmann, Lippmann an den Präsidenten der Gesundheitsbehörde, 4.11.1938.

schen Abteilung, in welcher Stellung er bis zum 30. März 1919 verblieb. Während eines erheblichen Teiles dieser Zeit stand Herr Dr. L. im Felde. Vom 1. April 1919 bis 25. August 1926 war er als externer Volontärarzt auf der Chirurgischen Poliklinik tätig und wurde am 26. August 1926 zum 'Leitenden Oberarzt und Professor' der Medizinischen Poliklinik ernannt, in dieser Stellung verblieb er bis zum 31. Dezember 1933.

Der ärztliche Direktor: Hegler"

Auf der Rückseite dieses Zeugnisses findet sich mit Datum 10. November 1938 folgender Zusatz: „Sehr geehrter Herr Dr. Lippmann, nachfolgend das gewünschte Zeugnis über Ihre Tätigkeit im Allgemeinen Krankenhaus St.Georg. Die Gesundheitsbehörde hat mich auf diesbezügliche Anfrage beauftragt, das Zeugnis in dieser Form (ohne Qualifikationsurteil) auszustellen. Hoffentlich entspricht es einigermaßen den Erwartungen, Ihr sehr ergebender Prof. Dr. Hegler"[213]

Heglers Bemerkung „Hoffentlich entspricht es einigermaßen den Erwartungen" kann als vorsichtige Distanzierung von den behördlichen Auflagen gedeutet werden. Bemerkenswert auch die höfliche Verabschiedung und die Tatsache, dass die Zeilen am Tag nach der Pogromnacht verfasst wurden.

Die Familie Lippmann trat ihre Reise nach Australien praktisch mittellos an. Eine Lippmann von der Hanauer Höhensonnenfabrik persönlich zur Verfugung gestellte Kadmiumlampe, die sich bei seiner Vertreibung noch im

---

213. PA Lippmann, Hegler an Lippmann, 10.11.1938.

Krankenhaus St.Georg befand, durfte er nicht mitneh-men[214]. Anna und Arthur Lippmann verließen Deutschland am 15. Dezember 1938 Richtung England, um dort nach einem sechswöchigen Zwischenaufenthalt die Schiffspassage nach Australien anzutreten. Doch zuvor wurden die Lippmanns noch Zeugen und beinahe Opfer der Pogromnacht vom 9. November 1938:

„...wir haben alles mit erlebt und haben uns auch noch am Telephon nach Ihrer Befreiung (gemeint ist Ernst Wolffson) von Ihnen verabschiedet. Als die Gestapo nachts mich verhaften wollte, hat meine Frau mich gerettet. Erich Marr hielt mich im Bett in der Agnesstr. bis alles vorüber war"[215].

Während des Zwischenaufenthaltes in Großbritannien kam es zu mehreren Begegnungen mit Wissenschaftlern der Physik, Medizin und Biologie, die Lippmann u.a. mit einer Reihe von Empfehlungsschreiben für Australien behilflich waren[216].

2.9.5 Die Jahre 1939 bis 1950

Am 1. Januar 1939 schifften sich die Lippmanns im englischen Hafen Liverpool ein Richtung Australien. Lippmann an Holthusen über die Stunden der Abreise:

214. StA HH, Familienarchiv Lippmann - 622-1, B 1, undatierte Notiz zur Festschrift 1948 in den Personenkundlichen Unterlagen von Arthur Lippmann.
215. StA HH, Familienarchiv Lippmann - 622-1, B5, Korrespondenz, Lippmann an Wolffson, 19.8.1949.
216. Vgl. hierzu : StA HH, Familienarchiv Lippmann - 622-1, B15, Dokumente/ Korrespondenz betr. Existenz in Sydney, Empfehlungsschreiben der Prof. Kaye, 8.9.1938, Prof. Hill, 19.9.1938, Prof. Gilman, 28.12.1938, Prof. Feldberg, 22.9.1938 und Prof. Grey, 23.12.1938.

„In der Neujahrsnacht 1939 begannen wir unsere Fahrt von Liverpool nach Australien. Sie können sich von unserer gedrückten Stimmung keinen Begriff machen. Nach all den Jahren, wo wir als ausgestoßen in Hamburg lebten, wo keiner der früheren Freunde und Bekannten mehr mit uns zu verkehren wagte, ja uns nicht einmal mehr bei zufälligem Begegnen mehr grüßte, mussten wir nun in ein fremdes Land um mit fremder Sprache und unter völlig unbekannten Verhältnissen versuchen, ein neues Leben aufzubauen"[217].

Im gleichen Schreiben bedankte sich Lippmann für Holthusens Empfehlungsschreiben an den australischen Professor Ross vom Middlesex Hospital in Sydney. In den vorliegenden Nachlasspapieren findet sich lediglich der Abschiedsbrief eines St. Georger Kollegen, des ehemaligen Assistenzarztes und seit 1938 niedergelassenen Praktikers Gustav Marr, der im Dezember 1938 von Arthur Lippmanns Abreise nach Australien erfahren hatte und ihm am 3.1.1939 schrieb:

„Wir können heute nicht so offen reden, wie wir wohl möchten; vielleicht hängt über jedem von uns bei der schroffen und grausamen Durchführung des Totalitätsprinzip eine scharfe Zensur. Aber keine Gewalt soll uns hindern, wo wir einen früher in allgemeiner Achtung hochstehenden Kollegen vertrieben und bedrückt sehen, ihm ein Wort ehrlicher Sympathie zukommen zu lassen. Dies allein war der Zweck meiner Zeilen"[218].

---

217. StA HH, Familienarchiv Lippmann - 622-1, B5, Korrespondenz, Lippmann an Holthusen, 5.7.1946.

Die Lippmanns trafen im Januar 1939 in Sydney ein und waren auf die Unterstützung ihrer Familienangehörigen angewiesen. Sofort nach der Ankunft bemühte sich der 56jährige um die Zulassung als praktizierender Arzt. Lippmanns Begehren überkreuzte sich mit einer Kampagne gegen die Zulassung sogenannter Refugee Doctors in Australien. Normalerweise musste ein Arzt aus einem Nicht-Commonwealth-Staat das gesamte Medizinstudium inklusive der erforderlichen Examina erneut absolvieren, um zur ärztlichen Tätigkeit zugelassen zu werden. Auf Grund von Ausnahmeregelungen konnte die Regierung zugereiste Ärzte auch ohne erneutes Studiums zulassen. Dies stieß auf den Widerstand einheimischer Mediziner. Vor der Zulassung musste sich der Flüchtlingsdoktor einer Anhörung bei der zuständigen Ärztekammer unterziehen, die darüber entschied, ob der Arzt auf der Liste der geeigneten „Foreign Doctors" gesetzt werden konnte[219].

Arthur Lippmann wurde im Oktober 1939 vom „New South Wales Medical Board" erster Stelle der Empfehlungsliste an das Gesundheitsministerium gesetzt[220] und machte sich große Hoffnungen auf die Wiederaufnahme seiner ärztlichen Tätigkeit, jedoch lehnte im Januar 1940 die Regierung in Folge des Kriegsausbruchs die Neuzulassung deutscher Flüchtlingsärzte ab[221]. Eine im Dezember

---

218. Ebenda, Marr an Lippman, 3. l. 1939. Gustav Marr ist während des 2. Weltkrieges als Stabsarzt ums Leben gekommen (Hertz 1995).
219. Rekonstruiert nach: StA HH, Familienarchiv Lippmann - 622-1, B15, Dokumente/ Korrespondenz betr. Existenz in Sydney, mit einer großen Zahl von Ausschnitten aus australischen Tageszeitungen zum Thema „Refugee Doctors".
220. StA HH, Familienarchiv Lippmann - 622-1, B15, Dokumente/ Korrespondenz betr. Existenz in Sydney, Anwaltskanzlei Manning Riddle & Co an Minister of Health , 15.10.1940.
221. Ebenda, Anwaltskanzlei Manning Riddle & Co an Lippman, 2.2.1940.

1939 gemeinsam mit 25 Emigranten aus Deutschland und Österreich verfasste Loyalitätsadresse hatte die Verantwortlichen nicht beeinflussen können[222]. In einem Schreiben, dass Lippmann gemeinsam mit Dr. G. Bondy, offenbar ebenfalls emigrierter Mediziner, an den australischen Arzt Dr.Letters am 2.1.1940 sandte, wurde die Situation der „Refugee Doctors" deutlich:

> „There has been so much bitter controversy in the newspapers about the Refu-gees Doctors that we desire to adress a few words to you personally concerning ourselves.
>
> It has been alleged that our qualifications äs Medical Men might be doubted, that our Standards of education are insufficient, and that we wait rapaciously to seize the practices ofthose Australians who offer their lives in the Nation's Service.
>
> Nothing could be more absurd or further frorn the truth. There is not the sligh-test room for doubt that the credentials of every one of us have been duly authenticated by the proper authority, namely the Medical Board. The Standard of our education and of our Universities has been publicly shown to be equal, at least, to Australian Standards.
>
> Our loyality to Australia and the British Empire, where we have found refüge and a new hörne, is steadfast. Our greatest desire is to settle down and serve this country and its people. Assurances on this pont have been offered to the Premier of New South Wales.
>
> Regarding allegations of greed etc., let us assure you that we all came here for refuge after unspeakable

---

222. Ebenda, Loyalitätsbekundung von 25 Emigranten an den australischen Premierminister, 17.12.1939.

terror and torment in Central Europe. We did not arri-ve in any spirit of adventure or seeking fortunes in new lands, but searching for peace in our new home. Naturally we have to work to support our families, and we desire if possible to work in the profession in which we have been trained. We realise, only too well, that under the law, only a proportion of our number can be registered. Only eight are permitted to be registered in any one year, and as no other Doctors will be admitted to Australia, there is no fear of the Profession becoming overcrowed by Alien Doctors.

The Medical Profession of New South Wales need have no fear that we will forget our Ethical Training or neglect those properties of our Profession of which we are äs proud and äs tenacious äs any Doctor of the world. We have offered to serve the Government in any capacity and will guarantee that those of us who become Practitioners will act in the same manner äs Australians relatives to the protection of the practices of absent men.

We feel very deeply that Statements have been made in the press to our detri-ment, which lack the dignity that should be inherent in utterances of resonsible Medical Men. It is deplorable too, that a distinction has been made between those of us who came frorn Germany proper, and frorn other territories, since all have been subjected to the same persecution but now have only the same loyal sentiments for Australia"[223].

---

223. StA HH, Familienarchiv Lippmann - 622-1, B15, Dokumente/ Korrespondenz betr. Existenz in Sydney, Lippmann und Bondy an Dr. Letter, 2.1.1940.

Auch ohne Zulassung und mit Unterstützung australischer Wissenschaftler erhielt Lippmann die Möglichkeit, seine Forschungtätigkeit an der Medizinischen Fakultät der Universität Sydney wieder aufzunehmen - anfänglich unbezahlt[224,225.] Lippmann wandte sich wieder seinem Schwerpunktthema zu, den biologischen Effekten des ultravioletten Lichtes. Im Dezember 1939 bewilligte ihm der Finanzausschuss der Universität zur Fortsetzung seiner Forschungsarbeiten die einmalige Summe von 150 Australian Pound[226]. Lippmann betätigte sich auch als nichtärztlicher physikalischer Therapeut - hierfür mietete er Räume im Zentrum Sydneys an - und bemühte sich um eine Anstellung auf einer Versuchsfarm des Forschungsministerium, auf der Zusammenhänge zwischen dem Wachstum von Merinoschafen und der Sonnenexposition untersucht werden sollten[227]. Auf Grund der vorliegenden Dokumente kann nicht geklärt werden, ob Lippmann diese Tätigkeit übernommen hatte.

Ungeachtet der heftigen Auseinandersetzungen in der Öffentlichkeit hielt das „New South Wales Medical Board" Lippmanns erstrangige Nominierung für die Zulassung als Arzt aufrecht[228]. Parallel laufende intensive Bemühungen des ihn seit seiner Ankunft in Sydney betreuenden Rechtsanwaltsbüro hatten schließlich Erfolg: am 3. September

---

224. StA HH, Familienarchiv Lippmann - 622-1, B15, Dokumente/ Korrespondenz betr. Existenz in Sydney, Universität Sydney an Lippmann, 24.8.1939.
225. Ebenda, Lippmann an Robert Wade, undatiert, möglicherweise vom Sommer 1939.
226. Ebenda, Universität Sydney an Lippmann, 24.8.1939.
227. Ebenda, Lippmann an Robert Wade.
228. Ebenda, Department of Public Health an Lippmann, 11.8.1941.

1941 wurde der nunmehr 57jährige Arthur Lippmann als „Medical Practitioner" zugelassen[229].

Lippmann war somit einer der ersten „Refugee Doctors", die ohne erneutes Studium und Examen in Australien ärztlich tätig werden durften. Lippmann eröffnete eine bald gutgehende Praxis im Zentrums Sydneys. Parallel setzte er seine Forschungstätigkeit an der Medizinischen Fakultät der Universität Sydney fort. In einem Brief an Ernst Wolffson vom 19. August 1946 schrieb Lippmann über seinen Neubeginn in Australien:

„Meine verschiedenen Arbeiten über Ultraviolett etc. haben mir sehr den Weg geebnet. Ich wurde gleich nach meiner Ankunft hier eingeladen, an der medizin. Fakultät Forschungsarbeit (Research) zu machen, was ich ein Jahr lang tat. In dieser Zeit konnte ich menschlich wieder zur Ruhe kommen und mich an die neue Umwelt und die Sprache gewöhnen. Die Freundlichkeit aller Leute, mit denen ich damals in Berührung kam, half sehr. Ich schrieb mehrere Arbeiten, Stoffwechsel, Lichtreaktion etc. Ich wurde als erster ausländischer Arzt ohne Examen mit allen Rechten zur freien Praxis zugelassen, außer mir noch 4. Ungefähr 50 andere, die um die gleiche Zeit kamen, mussten drei Jahre nachstudieren, einzelne bekamen beschränkte Arbeitserlaubnis nur im Krankenhaus oder als Vertreter, viele gar keine. Es war also ein großes Glück und Geschenk für mich, das auf die alte St.Georger Tätigkeit zurück zu führen war. Ich habe dann sehr schnell eine erfreuliche Praxis bekommen, habe nur in der Stadt Sprechstunde von 9-4 Uhr, nur nach vorheriger Ver-

---

229. Ebenda, Zulassungsurkunde des New South Wales Medical Board, 3.9.1941.

abredung. Mache keine Besuche - außer Konsultationen mit anderen Ärzten - eine ausgesprochene Spezialistentätigkeit (Innere, viel Rheuma, Magen etc). Ich bin hier recht bekannt, vielleicht noch mehr als früher in Hamburg. Sydneys Bevölkerung ist nur wenig kleiner (1,2 Mio.), die Patienten kommen auch von weit her, vom Lande und aus allen anderen Staaten wie Victoria und Queensland, sie sind oft erheblich angenehmer als meine früheren, weniger kompliziert und dankbarer, die Arbeit ist also nur erfreulich, auch das Verdienen ist einfacher, da ich mehr rechnen kann. Dafür sind die Steuern unerhöht hoch, so dass man nicht sparen kann, was in meinem Alter nicht schön ist, da ich ja buchstäblich ganz von vorn anfangen musste"[230].

Auf der Flucht vor dem NS-Regime waren zwei weitere St.Georger Ärzte mit ihren Familien in diesen Teil der Welt gekommen. Es handelte sich um Arthur Seefeld, den ehemaligen Leiter der Zahnärztlichen Ambulanz, der den Kriegsausbruch in Singapur erlebte, dort festgenommen und nach Melbourne deportiert wurde und dort jahrelang interniert war. Der frühere St.Georger Pharmakologe Walter Griesbach lebte in Dunedin auf Neuseeland. Zwischen Griesbach und Lippmann kam es in der Kriegszeit zu einem Briefwechsel[231]. Kontakte nach Europa brachen mit Kriegsausbruch ab. Aus der Schweiz informierte Karl Dorno Lippmann bis August 1939 über aktuelle Entwicklungen auf dem Gebiet der Lichttherapie[232]. Auf einem

---

230. StA HH, Familienarchiv Lippmann - 622-1, B5, Korrespondenz, Lippmann an Wolffson, 19.8.1946.
231. Vgl. StA HH, Familienarchiv Lippmann - 622-1, B5, Korrespondenz, Briefwechsel Lippmann-Griesbach.
232. Vgl. ebenda, Briefwechsel Lippmann-Dorno.

Formular des Auslandsdienstes des Deutschen Roten Kreuzes („Höchstzahl 25 Worte!") sandte Dr. Leo Lippmann im Juni 1943 einen letzten Gruß an seine Brüder in Australien:

„Gedenken in der Scheidestunde dankbarst Eurer und Eurer Kinder ständiger Liebe. Möge Euch allen noch ein glückliches, schönes Leben beschieden sein. Herzlichst"[233].

Der ehemalige Staatsrat der Hamburger Finanzbehörde nahm sich gemeinsam mit seiner Frau am 11. Juni 1943 angesichts der drohenden Deportation nach Theresienstadt das Leben. Der Hamburger Neurologe Max Plaut konnte dem NS-Terror noch vor Kriegsende nach Palästina entkommen und berichtete Arthur Lippmann aus Tel Aviv über Leo Lippmann und die Situation in Hamburg in einem längeren Brief, der nachfolgend nur wenig gekürzt wiedergegeben wird:

„Über den Tod Ihres Bruders Leo und dessen Frau habe ich Ihnen durch Rot-Kreuz-Brief kurz Kenntnis gegeben. Ich will heute noch folgendes ergänzen. Ihr Bruder hat in den letzten Monaten außerordentlich unter Gleichgewichtsstörungen gelitten. Stundenlange Ohnmachten mit Erbrechen von Galle traten in kurzen Abständen auf. Dies hatte ihn noch neben all den schweren Dingen, die wir ertragen mussten, besonders niedergedrückt und ihm den Mut genommen, weiterzuleben. Sowohl die Deportation nach Theresienstadt, wie auch ein etwaiger Austausch nach Palästina waren für ihn undiskutable

---

233. StA HH, Familienarchiv Lippmann - 622-1, B21, Korrespondenz, insbesondere Rot-Kreuz-Mitteilungen, Leo Lippmann an Arthur Lippman, 9.6.1943.

Dinge. Wir haben darüber häufig viele Stunden gesprochen wobei seine Frau, die einen weit stärkeren Lebensmut und Willen hatte, mir sekundierte. Schon etwa im Januar v.J. fing er an darüber zu sprechen, dass er seinem Leben ein Ziel setzen wolle. Im März hatte er zum so und so vielten Male sein Testament geändert und neu formuliert. Als Anfang Juni die Auflösung der Jüdischen Gemeinde bevorstand, hat er dann den sooft angekündigten letzten Schritt getan. In einem Abschiedsbrief, den er mir am Abend des 10.Juni geschrieben hat, hat er mir noch einmal die Gründe für seinen Entschluss dargelegt und mich gebeten, die Einhaltung seiner letzten Wünsche zu überwachen und durchzusetzen. Insbesondere bat er, dass man, falls er lebend gefunden würde, der Polizei erst nach eingetretenem Tode Mitteilung machen solle. Und dies ist auch geschehen. Am 10.Juni haben wir noch nachmittags zusammen Kaffee getrunken. Sowohl er wie seine Frau waren besonders guter Stimmung. Am Abend war ich im Büro und habe die Nacht durcharbeiten müssen. Er hatte abends seinen Freund Theodor Böe ... bei sich zu Gast, den er zum Testamentsvollstrecker eingesetzt hatte und der sein arischer Vertrauensmann war. ... Als ich am 11. vormittags um 10 Uhr vom Hausmeister angerufen wurde mit der Mitteilung, dass bei Lippmanns noch keiner aufgestanden sei, ließ ich vom Garten aus die Schlafzimmertür öffnen und fand beide noch lebend im Bett liegend. Ich ließ seinen Hausarzt Dr.Wolffson sofort kommen, der den Zustand als hoffnungslos bezeichnete. Nachdem nach wenigen Stunden Dr.Wolffson den Tod konstatiert hatte, habe ich den Polizeiarzt verständig, und daraufhin wurden dann die Leichen ins Hafen-Krankenhaus geschafft. Nachdem die Leichen freigegeben waren, fand die Beisetzung, dem Wunsche der Verstorbenen entsprechend, vom Krematorium Ohlsdorf aus in der Familiengruft der Frau statt. Nur ein ganz kleiner Kreis ihm nahestehender Freunde konnte daran teilnehmen. Ich habe alles genau den Wünschen der Verstorbenen entsprechend veranlasst wobei ich besonders den vorbildlichen Beistand des Herrn Böe erwähnen muss. ... Das Vermögen ist auf Grund der gesetzlichen Bestimmungen beschlagnahmt worden (von der Gestapo) und vom Oberfinanzpräsidenten in Hamburg eingezogen worden. ... Die Münzsammlung ist schon früher beschlagnahmt worden und dem Museum der Reichsbank einverleibt worden. ... Wir hatten das Glück, dass die für uns zuständigen Beamten der Gestapo sachlich und korrekt waren .... Die schwersten Dinge blieben ihm erspart. Die Deportation unserer letzten Freunde und die schweren Bombardements, bei denen auch das Haus Böttcherstrasse 5 vom Feuer erfasst wurde. ... Ich bin ... in ein Lager gebracht worden, wo ich bis zur Abreise nach Palästina interniert blieb. Ende Juli kam ich hier mit einem Koffer in der Hand an, in einem sehr schlechten gesundheitlichen Zustand"[234].

Viele in Europa verbliebene Familienangehörige wurden Opfer des NS-Terrors, darunter auch Lippmanns Schwägerin Mathilde Wolf-Levy, die sich bis Dezember 1943 mit ihrem Mann in Italien verstecken konnte. Das Ehepaar

---

234. StA HH, Familienarchiv Lippmann - 622-1, B5, Korrespondenz, Plaut an Lippmann, 18.12.1944.

wurde entdeckt und mit unbekanntem Ziel nach Deutschland verschleppt. Seitdem gab es von ihnen kein Lebenszeichen mehr[235].

Von alledem ahnte Lippmann nichts, als im Mai 1942 im „Medical Journal of Australia", nach neunjähriger Zwangspause und erstmalig nach seiner Vertreibung aus Deutschland, wieder eine Veröffentlichung erschien, Titel: „On the Insensible Perspiration and its Clinical Significance." Noch im August des gleichen Jahres erschien in der gleichen Zeitschrift: „The Effect of Irradiation with Ultraviolet Rays and Short Waves upon Metabolism and Insensible Perspiration." Beiden Arbeiten lagen Messreihen zur Erfassung der insensiblen Perspiration und der Entwicklung einer Dosimetrie von UV-Strahlen zugrunde[236]. Einen ähnlichen Forschungsgegenstand hatte eine zweiteilige Arbeit mit dem Thema: „Biological Effects of Natural Radiation and Ionization", die im Oktober und Dezember 1943 im „Australien Journal of Science erschien"[237].

Lippmann wurde noch während des Krieges australischer Staatsbürger, engagierte sich neben seiner wissenschaftlichen Tätigkeit in der Jüdischen Gemeinde und - besonders intensiv - für die Gründung des Jüdischen Krankenhauses in Sydney: der ehemalige St.Georger Arzt kann nach den vorliegenden Dokumenten zum engsten Gründungskreis dieses Krankenhauses gezählt werden[238],

235. StA HH, Familienarchiv Lippmann - 622-1, B21, Korrespondenz, insbesondere Rot-Kreuz-Mitteilungen, Fortunata Paladini an Anna Lippmann, San Lorenzo/Italien, 8.3.1947.
236. Lippmann-Werke.
237. Ebenda.
238. Anonymus: The Late Dr. Arthur Lippmann. In. The Hebrew Standard, Sydney, 18.5.1951. Archiviert in: StA HH, Familienarchiv Lippmann - 622-1, B9, Beileidsschreiben/Nachrufe.

wovon sein Korrespondenzpartner Griesbach nicht unbedingt begeistert war:

„Ich war äußerst interessiert, zu hören, dass man Dir so fabelhafte Arbeitsmöglichkeiten im Res.Dept. eingerichtet hat! Wie willst Du das alles schaffen? Dazu das Krankenhaus, das ja dann doch von den 30 oder mehr ärztlichen Herren belegt werden wird. Ich würde mir nun wirklich kein Bein dafür ausreißen"[239].

Im April 1946 erhielt Lippmann erstmalig wieder Post aus Hamburg. Der frühere Famulus und in der unmittelbaren Nachkriegszeit zum Ärztlichen Direktor des AK St.Georg ernannte Radiologe Hermann Holthusen schilderte in einem längeren Brief die Lage in der Hansestadt. Er schloss mit folgenden Sätzen:

„Wir sind jetzt in eine harte Schule genommen worden und haben viele Erfahrungen machen müssen. Trotzdem glaube ich, dass ich im Wesen der Alte geblieben bin. Wenn ich bei Ihnen das gleiche voraussetzen darf, so habe ich das Gefühl, dass wir uns über alles, was uns das Leben inzwischen an Erschütterungen gebracht hat, hinweg im Gespräch bald wieder verstehen würden. Schon im Gedanken an die lange Strecke Weges, die wir zusammen zurückgelegt haben und die ihren ersten Anfang nahm als ich seinerzeit, ich glaube es war im Jahre 1909, im Pavillon P auf Ihrer Abteilung famulierte"[240].

---

239. StA HH, Familienarchiv Lippmann - 622-1, B5, Korrespondenz, Griesbach an Lippmann, 1.11.1948
240. Ebenda, Holthusen an Lippmann, 27.4.1946.

Lippmann antwortete mit einer ausführlichen Schilderung seiner Jahre nach der Vertreibung aus Deutschland, und fragte, ob es in St.Georg noch die Medizinische Poliklinik gäbe und wer der Chef sei[241]. Im Jahre 1949 schickte Holthusen Lippmann ein Exemplar der Festschrift von 1948, gemeinsam mit einem Thieme-Büchlein über die aktuelle Forschungstätigkeit am AK St.Georg:

„Beide Festschriften sind auch für Sie bestimmt, denn wir möchten doch gern, dass sie vor allem in die Hände derer kommen, die an unseren Dingen Interesse nehmen und die Bücher nicht einfach in den Bücherschrank stellen. Bei Ihnen weiß ich das bestimmt, alles, was Sie schreiben, lässt eine starke und warme Anteilnahme an unserem Ergehen auch aus der weiten Entfernung erkennen, davon ich sehr stark beeindruckt bin"[242].

Auch offizielle Kontakte nach Hamburg muß es gegeben haben: Lippmann erhielt seit 1.7.1949 im Rahmen der Wiedergutmachung ein Ruhegeld. Bei der Berechnung wurde eine Tätigkeit im öffentlichem Dienst bis zum 30.4.1949 unterstellt[243]. Erhalten geblieben ist ein ausführlicher Briefwechsel mit Ernst Wolffson, der aufgrund der sogenannten Mischehenbestimmungen gemeinsam mit ca. 600 Hamburger Juden der Deportation nur knapp entgangen war. In einem ersten Brief vom 16.6.1946 schrieb Wolffson ausführlich über Leo Lippmann und - kurz - das AK St.Georg. Lippmann antwortete umgehend:

„Vor allem danke ich Ihnen für das, was Sie über meinen Bruder berichteten und für all Ihre Fürsorge

241. Ebenda, Lippmann an Holthusen, 5.7.1946.
242. Ebenda, Holthusen an Lippmann, 17.2.1949.
243. PA Lippmann, Wiedergutmachungsbescheid, 19.2.1955.

für ihn. Es ist ein Trost für uns, zu wissen, dass er bis zum Ende von Freunden und Gleichgesinnten umgeben war. ...Ihr Bericht über das JK und die Ärztekammer interessierten mich sehr, vor allem, da ich ja alle Beteiligten gut kannte. ...Wie geht es D.? Hat er sich 1939 - 1945 weiter so literarisch betätigt wie zur Zeit seines Artikels über die ÄK"[244] ?

Lippmann hatte bald Gelegenheit sich über die Haltung Denekes aus erster Hand zu informieren, da dieser Ende 1949 in Korrespondenz mit Lippmann trat. Deneke leitete seinen Brief vom 5.11.1949 mit Erläuterungen zur Entstehungsgeschichte seines Beitrages im Hamburger Ärzteblatt ein und fuhr fort:

„Ich kann nicht leugnen, dass Ihre damalige Erklärung, Sie hätten meine in diesem Aufsatz bekundete Einstellung zur Judenfrage als schwere seelische Erschütterung empfunden, tiefen Eindruck auf mich gemacht hat, so dass ich noch jetzt nach 13 Jahren - und was für Jahren - nochmals auf diese Sache zurückkommen möchte. Dabei muss ich allerdings etwas weiter ausholen. Es ist sehr begreiflich, dass mein Aufsatz und die darin bekundete Abneigung gegen die Zunahme der jüdischen Ärzte und ihres Einflusses Sie überraschte. Hatte ich doch als derzeitiger ärztlicher Direktor an St.Georg nicht weniger als sechs jüdische Ärzte zu leitenden Oberärzten vorgeschlagen und wählen lassen. War ich nicht Bülaus und Heinrich Curschmanns Assistent gewesen, hatte in zahlreichen 'nichtarischen' Familien verkehrt und manchen Freund ....in diesen Krei-

---

244. StA HH, Familienarchiv Lippmann - 622-1, B5, Korrespondenz, Lippmann an Wolffson, 19.8.1946.

sen gefunden. ...Ja, ich war sogar durch meine Frau mit einer ganzen Anzahl halbjüdischer Familien verschwägert!"

Deneke begründete seine Einstellung mit intensiver Beschäftigung mit politischen Fragen im Ruhestand, in den er 1926 getreten war:

„Ich schaffte mir eine ganze Anzahl jüdischer und antijüdischer Bücher an und las noch mehr, auch regelmäßig jüdische Zeitschriften. Dabei wurde ich für die zionistische Bewegung sehr eingenommen, lernte aber zugleich das massenhafte Eindringen der Juden in die akademischen und sonstigen gehobenen Berufe, ihre fast vollständige Beherrschung der Presse, des Nachrichtenwesens, der Literatur, des Kunsthandels und manche andere Handelszweige in seinem vollen Umfange kennen. Nicht nur im polnisch-ukrainischen Raum auch in deutschen Städten...hatte - vom deutschen Standpunkt gesehen - bereits eine Überfremdung akademischer Berufe stattgefunden, und auch in Hamburg waren 500 jüdische Akademiker mehr vorhanden, als dem Anteil der Juden an der Bevölkerung entsprochen hätte. Zahlen der Hamburger Ärzte sind Ihnen bekannt. Dabei war ein enges Zusammenhalten der Juden überall erkennbar. Schon als St.Georger Direktor hatte ich jüdische Empfehlungsschreiben aus aller Welt erhalten, wenn bei einer Stellenbesetzung ein jüdischer Bewerber in Betracht kam. Bei diesen Studien war es kein Wunder; dass sich allmählich eine Abwehrstimmung gegen das Vordringen des Judentums bei mir einstellte. Eine schwere Benachteiligung der Nichtjuden war ja unverkennbar. Als dann

Hitler zur Macht kam und die ersten vorsichtigen Massnahmen in der Judenfrage getroffen wurden, lag es nahe, an eine Art Planwirtschaft zu denken und unter Aufrechterhaltung der Gleichberechtigung dem jüdischen wie dem deutschen Volksteil einen gleichen Prozentsatz akademischer Stellen zu bewilligen."

Deneke führte weiter aus, dass er sich von Gewalttaten gegen Juden distanziert habe, obwohl er von den Greueln der KZ-Lager nichts geahnt habe. Allerdings räumte er ein: „Unbestimmte Gerüchte, dass die nach Theresienstadt verschleppten Juden dort schlecht behandelt und verpflegt würden, drangen allerdings zu uns, aber die einzigen Hamburger, von deren Internierung in Theresienstadt wir wussten, Oberlandesgerichtsrat Arndt und Fräulein Oppenheimer, schrieben ihren hiesigen Freunden immer, es gehe ihnen ganz gut."

Deneke legte Wert darauf, dass sein Antisemitismus rein „theoretisch, d.h. auf wissenschaftlichem Wege" erarbeitet worden sei, „nur defensiv und frei von jeder persönlichen Gehässigkeit". Zum Schluss beklagte Deneke die durchgemachten Kriegs- und Nachkriegsjahre: „Ohne jede Vernehmung wurde mir die Würde eines Prof. hon. a.d. Universität entzogen und, was schlimmer war, das Telephon gesperrt (so dass die Praxis schlagartig auf ein Minimum absank) . 1947 entschied ein Berufungsausschuss der Gesundheitsbehörde, dass mir wegen antisemitischer Schriften 60 % des Ruhegehalts entzogen würden. Mein Antrag auf Wiederaufnahme ruhte $1^{1}/2$ J. völlig, erst jetzt, Ende August 49, bin ich durch Entscheidung der zuständigen Spruchkammer für 'unbelastet' erklärt, erhalte mein Ruhegehalt wieder ungekürzt. ... Von einem Ersatz der mir vorenthaltenen Teile meines Ruhegehaltes ist natürlich nicht die Rede, ... Ehe ich abscheide, möchte ich gerne von Ihnen, lieber Kollege, wissen ob Sie mir jetzt glauben, dass meine damalige Stellungnahme frei war von irgendwelcher persönlichen Abneigung, dass ich vielmehr die Beispiele edlen Menschentums bei vielen Juden immer voll gewürdigt habe"[245].

In einem Schreiben an Wolffson vom 4. 1.1950 äußerte sich Lippmann über Denekes Brief:

„Eine grosse Neuigkeit: Ein langer Brief von Deneke aus 'heiterm Himmel'. Ich hatte nach unserem gemeinsamen Besuch bei ihm und dem Brief, den er mir daraufschrieb in der Sache seines AK-Artikels - nichts wieder von ihm gehört. Nun schreibt er 3 1/2 Schreibmaschinen-Aktenseiten über seine Stellung zur Judenfrage: Nie persönlicher Feind, da Freund von vielen, z. B. Ernst Wolffson, 6 jüdische Oberärzte in St.Georg, aber als deutscher Politiker gegen Überfremdung in Berufen und Kunst; nie was von Greueln gewusst, bis nach dem Zusammenbruch. ... Schluss, dass er vor seinem Ende wieder unsere alte Freundschaft sehen möchte. - Ich habe noch vor Weihnachten kurz gedankt, nett, allgemein und werde ihm länger schreiben, wenn ich Zeit habe - natürlich keine Kontroverse mit dem 90jährigen Mann. Ich habe mich trotz allem gefreut, er war der letzte meiner alten

245. StA HH, Familienarchiv Lippmann - 622-1, B5, Korrespondenz, Deneke an Lippmann, 5.11.1949.

'arischen[1] Freunde, der pater peccavi gesagt, freiwillig, denn es kommt ja nicht auf mich persönlich an. - Ist in Hamburg das peccavi Gefühl vorhanden? Haben Sie mit D. Konnex gehabt?"[246]

An Denekes chrieb er am 15. Februar 1950:

„Als ich gezwungen wurde, Hamburg zu verlassen, konnte ich nicht viel von dem mitnehmen, was mich an mein früheres Leben und Wirken erinnert hätte. Es hätte hier das Eingewöhnen an eine neue Welt auch nur noch schwerer für mich gemacht. Aber die Akte 'Ärztekammer/Prof. Deneke' habe ich nie vernichten können, sie liegt vor mir als Zeugnis jener Zeit. Ich meine wir sollen, nachdem die Geschichte klar gesprochen hat, die Frage: Deutschland und die Juden nicht mehr discutieren, trotzdem in Ihrem Brief viel Material war, auf das man eingehend antworten könnte.

Sie möchten nach Ihrer langen Klarstellung von mir hören, dass ich nicht (oder nicht mehr) glaube, Ihre damalige Stellungnahme sei aus persönlicher Abneigung gegen mich erfolgt. Dass Sie den Artikel geschrieben haben, um mich persönlich zu verletzen, habe ich nie geglaubt, denn ich kannte Sie zu gut, um Sie für einen 'gewöhnlichen' Antisemiten zu halten. Dass er mich nach den langen Jahren bester Zusammenarbeit schwer verletzte, habe ich Ihnen damals auseinandergesetzt. Sie glaubten als Wissenschaftler Stellung nehmen zu müssen in einem Kampfe, wie Sie schrieben von 'Volk gegen Volk'. Dies war aber nicht so; die Nazis hatten einen Vernichtungskampf begonnen gegen einen wehrlosen

---

246. StA HH, Familienarchiv Lippmann - 622-1, B5, Korrespondenz, Lippmann an Wolffson, 4.1.1950.

Teil der Bevölkerung Deutschlands. Im damaligen Verhältnis standen 200 deutsche Christen gegen 1 deutschen Juden. Der Ausgang war von vornherein klar und die Folgen unabwendbar, als in einem Augenblick als schon alles erreicht war, was man beabsichtigt hatte, Wissenschaftler von Ihrem Range der nicht nachdenkenden Menge die 'geistigen[1]' Waffen in die Hand gaben, ohne die grosse Gefahr zu erkennen, die darin lag. - Dass ich weder tatsächliche Gründe für den Ausschluss der Juden anerkenne noch eine moralische Berechtigung für die Art des Vorgehens gegen sie verstehen oder entschuldigen kann, wissen Sie. Diese Auffassung habe ich in den letzten zehn Jahren im Zusammenleben mit freien Menschen aller Religionen bestätigt gefunden. Von den grossen Familien meiner Frau u. d. meinigen leben nur noch wenige. Von all dem Schrecklichen, das wir von 1933 - 1938 durchmachten, war das Schlimmste, dass die Heimat und alles, was uns seelisch mit ihr verband, uns von Menschen, die nichts mit ihr zu tun hatten, geraubt wurde"[247].

Deneke antwortete umgehend:

„Ich danke Ihnen von Herzen, dass Sie meine ausgestreckte Hand gedrückt haben und dass nun das alte Verhältnis freundschaftlicher Verbundenheit wiederhergestellt ist. Angesichts der unerhörten Grausamkeiten und Massenmorde, die Judenheit erdulden musste und von denen wir größtenteils erst nach Kriegsende Kenntnis erhielten, war es mir ein peinliches, drückendes Gefühl, dass ich, wenn auch ahnungslos, den ersten Anfängen dieser feindlichen

---

247. StA HH, Familienarchiv Lippmann - 622-1, B5, Korrespondenz, Lippmann an Deneke, 14.2.1950.

Maßregeln gegen Wehrlose zugestimmt hatte. Sie haben recht: es ist am besten, dass wir auf die Erörterung von Einzelheiten dieses tieftraurigen Kapitels nicht nochmals zurückkommen. Mit dem Schweren, das auch Sie und Ihre Familie betroffen hat, habe ich tiefes Mitgefühl"[248].

Weitere Korrespondenzkontakte nach Hamburg ergaben sich zu Prof. Happel, dem ärztlichen Direktor des AK Eilbeks, und Prof. Knaak, dem Präsidenten der Gesundheitsbehörde. Prof. Hans Türkheim, von den Nazis vertriebener Zahnmediziner des UKE und Cousin Arthur Lippmanns, verfasste anlässlich einer Einladung der Hamburger Zahnärztekammer einen 27seitigen Bericht über eine Reise nach Hamburg im Mai 1948. Eine Durchschrift dieses Reiseberichts erreichte auch Familie Lippmann. In diesem eindrucksvollen Dokument beschrieben die Türkheims die Stimmung der Menschen in der Trümmerlandschaft Hamburgs und das wiedererwachende Leben an der medizinische Fakultät [249].

Der ehemalige Hamburger Praktiker Hermann Bohm berichtete Lippmann im Juni 1949 aus Detroit über seine Zeit im Konzentrationslager Theresienstadt:

„Ihren Schwager Ernst kannte ich von Hamburg her sehr gut und erinnere mich, ihn in 42 in Th. (Theresienstadt) einmal gesehen und gesprochen zu haben, dann aber habe ich ihn nie mehr getroffen oder von ihm gehört. Er wird wahrscheinlich sehr bald nach Auschwitz abgeschoben worden sein. Wenn es nicht gerade am Anfang meines Th.Aufenthaltes gewesen wäre, wo man angesichts des unbeschreiblichen

---

248. Ebenda, Deneke an Lippman, 22.3 1950.
249. Siehe Anlage 4.

Elends auf der einen, noch nicht da gewesener Rohheit und Gemeinheit auf der anderen Seite, ich noch durch den Tod meines älteren Bruders, seiner Frau, einer 2. Schwägerin und noch so vieler lieber Freunde und alter Hamb. Patienten wie vor den Kopf geschlagen war, hätte ich mich ... weiter nach ihm umgesehen ... .In Th. waren von Hamburgern außer mir noch 13 Aerzte und 3 Aerztinnen, ich bin der einzige Überlebende. Es endeten dort oder in Auschwitz: Korach, Adam, Sarason, Zacharias, Stern, Peltesohn, Lehr, Mendel, Majud, de Castro, Fränkel, Glaser, Borgzinner, Schindler, Jonas, Meyer-Arnds. Nicht einmal ihre Asche ist vorhanden. Alle Aschenkästchen wurden in die Elbe geworfen, als die Banditen sahen, dass die Sache für sie schief enden wurde"[250].

Die Jahre der Vertreibung aus Deutschland und des Neubeginns in Australien hatten Spuren an Lippmanns Gesundheit hinterlassen. Mehrfach äußerte sich Griesbach besorgt über Lippmanns vielfältige Aktivitäten und seine mangelnde Schonung. Ende Juni 1950 machte Lippmann einen dringenden Krankenbesuch bei seinem jüngeren Bruder Franz in Melbourne. Am 1. Juli erlitt er dort einen schweren Schlaganfall, dem er fünf Tage später erlag. In den folgenden Tagen und Wochen erreichten zahlreiche Kondolenzschreiben aus dem In- und Ausland die Familie. Darunter fand sich allerdings kein offizielles Schreiben des AK St.Georg. Holthusen kondolierte mit Schreiben vom 14.7.1950 und wies bedauernd darauf hin, dass im Krankenhaus leider kaum noch jemand den Entschlafenen

---

250. StA HH, Familienarchiv Lippmann - 622-1, B5, Korrespondenz, Bohm an Lippmann, 20.6.1949.

kenne.[251] Anlässlich der Trauerfeier hielt Rabbiner Steinhof eine Rede, in der er Lippmann wie folgt würdigte:

„As to our friend the late Dr. Arthur Lippmann, I see his life as consisting of two heterogenous parts. Educated in the spirit prevailing at the turn of this Century, he conceived the idea that serving the Jewish people means to serve humanity at large. Jewish people were to do everything possible for the humanitarian cause to be considered äs worthy citizens of the country of their abode. So we see Dr.Lippmann working hard in the realm of medicine, healing the sick and wounded. And undoubtedly he reached the pinnacle of human ambition, he became professor at one of the greatest hospitals, the St.Georg Krankenhaus in Hamburg. ...At all times he remained faithful to the Jewish religion. Since 1912 he was amost active member of the B'nai B'rith Lodge, Hamburg. But his main interest lay outside the affairs of his own people. Then came the catastrophe of 1933. Every accepted code of human relationship came to an end, the existing Weltanschauung became so utterly crushed, there seemed to be no way out. The world was upside down and to Dr.Lippmann things worthwhile living for seemed to have been completely lost. His strong character and personality willing to see history in its true light, worked incessantly to find a new orientation in life. ...The second part of his life centred in Australia. With the experience of his yearsbut the enthusiasm of a young man he set out to serve his own people. In a two-fold way he perceived his past. He became

---

251. StA HH, Familienarchiv Lippmann - 622-1, B9, Beileidsschreiben/Nachrufe, Holthusen an Frau Lippmann, 14.7.1950.

a founder of the the Sydney B'nai B'rith Lodge which he wanted to organise on the principle of seclusive selection as he had seen in Europe. His main work was however the establishment of the Jewish Hospital in Sydney.All his energies were dedicated to this noble task. He inspired the leaders of theCommunity, he visualised its organism and Organisation and he saw to it that theplans were drawn up accordingly. The moment of realisation has almost been reached. But just when success was on the horizon the eternal call reached him and he was taken away from us. Like Moses of old who led his people to the border of the promised land, who saw the land and was not allowed to enter it, so Dr.Lippmann. He made all the preparations, he conceived the plans and the lay-out, but was not allowed to see the completion. And yet his life had rieh fulfilment. It consisted oft wo great epochs, the Service for humanity and the Service for his own Nation. When the history of Jewish Community of Sydney is written the name of Dr. Arthur Lippmann will remain an indelible memory. On Strange soil he was laid in repose. But there is one consoling thought. Pacing his last resting place is the symbol of his life-long ideal, a University, The University of Melbourne. I cannot help but remember the words inscribed upon the Hamburg University „Der Lehre, der Forschung, der Bildung". Dr.Lippmann is now united with these everlasting ideals. May his soul rest in peace"[252].

---

252. StA HH, Familienarchiv Lippmann - 622-1, B9, Beileidsschreiben/Nachrufe, Memorial Adress for Dr. Lippmann, delivered by Rev. C. Steinhof.

Auch Deneke befand sich unter den Kondolierenden und bat Anna Lippmann um ein neueres Bild Arthur Lippmanns für das Archiv des Krankenhauses und um detailliertere Daten aus Arthur Lippmanns Leben, da er beabsichtigte, einen Nachruf im Hamburgischen Ärzteblatt zu veröffentlichen[253]. Frau Lippmann folgte beiden Wünschen mit Schreiben vom 30.10.1950. Im Dezember 1950 erschien im Hamburger Ärzteblatt ein von Theodor Deneke verfasster Nachruf auf Arthur Lippmann, in dem es abschließend heißt:

„Treu der jüdischen Religion seiner Väter liebte er sein deutsches Vaterland nicht minder aufrichtig als seine christlichen Mitbürger. Unter der Entrechtung und Misshandlung der Juden durch Hitler hat er schwer gelitten, noch mehr vielleicht unter der Verbannung aus seiner geliebten Heimatstadt"[254].

Im übrigen wurde der Text gegenüber der ersten Fassung, die Deneke der Familie vorab zugesandt hatte, um mehr als die Hälfte gekürzt, was Deneke gegenüber Frau Lippmann ausdrücklich bedauerte. Allerdings, so schrieb er weiter, beabsichtige er, den ungekürzten Nachruf mit dem Bilde Arthur Lippmanns dem Ärztlichen Direktor des Allgemeinen Krankenhauses St.Georg zu senden und ihn zu bitten, ihn im nächsten amtlichen Jahresbericht oder der nächsten Festschrift aufzunehmen[255]. Hierzu ist es nie gekommen. In der Festschrift von 1948 wurde Lippmanns Tätigkeit in einem Nebensatz erwähnt:

„Die medizinische Poliklinik, die unter der Leitung von Prof. Lippmann in erster Linie mittellosen und

253. Ebenda, Deneke an Frau Lippmann, 19.9.1950.
254. Deneke, Th.: Arthur Lippmann. Hamburgisches Ärzteblatt 12(1950), S. 274.
255. StA HH, Familienarchiv Lippmann - 622-1, B9, Beileidsschreiben/Nachrufe, Deneke an Frau Lippman, 8.2.1951.

bedürftigen Kranken zur Beratung und Behandlung zur Verfügung gestanden hatte, erfuhr 1935 eine erhebliche räumliche Erweiterung und Verbesserung in der Ausstattung"[256].

2.10 Helmuth Nathan

Helmuth Nathan, geboren am 26. Oktober 1901 in Hamburg, absolvierte nach Studium der Medizin, Philosophie und Kunstgeschichte in Freiburg und Hamburg sein Staatsexamen in Hamburg im Jahre 1925. Er trat als Volontärarzt in die chirurgische Klinik der Universität Freiburg Ende 1927 ein und wechselte nach kurzer Zeit an das Allgemeine Krankenhaus St.Georg, an dem er bis zum 30. September 1933 tätig war[257,258]. Anfänglich war Nathan Assistent im Pathologischen Institut, wechselte jedoch im Juli 1930 in die I. Chirurgische Abteilung von Prof. Tom Ringel:

„Aus dieser Zeit stammen Beiträge zur Sepsisfrage ... sowie zum Ausbreitungsweg septisch-pyämischer Infektionen, die zu den bedeutendsten Sepsisarbeiten gehören"[259].

Möglicherweise erhielt Nathan für eine dieser Arbeiten im März 1931 die Deneke-Medaille des AK St.Georg, eine

256. Festschrift 1948, S.25.
257. Rekonstruiert nach: Archiv der Medizinischen Fakultät Hamburg, Akte Nathan, Laudatio von H. E. Bock zu Nathans 70. Geburtstag 1971, im folgenden. Bock 1971, und:
258. Oberverwaltungsgericht Hamburg: Urteilsbegründung in der Sache Prof. Dr. med. Helmut Nathan gegen Freie und Hansestadt Hamburg. Hamburg 1958, OVG Bf II 85/58, S. 3. Im folgenden: OVG Nathan.
259. Bock 1971.

bis in die fünfziger Jahre jährlich stattfindende Würdigung bedeutender wissenschaftlicher Arbeiten des Hauses, die in den neunziger Jahren kurzzeitig fortgesetzt wurde[260].

Nathan wurde im September 1931 Facharzt für Chirurgie. Prof. Ringel befürwortete im selben Jahr eine Verlängerung der Anstellung „weil er sich hervorragend bewährt und ausgezeichnete wissenschaftliche Arbeiten verfasst hat, denen er noch weitere hinzufügen wird...“[261]. Mit Schreiben vom 27. April 1933 kündigte die Gesundheitsbehörde Nathan ohne Begründung zum 30. September 1933. Am 21. August 1933 äußerte sich Prof. Ringel über seinen Assistenten Nathan in einem Schreiben an die Gesundheitsbehörde wie folgt:

„Ein Patient habe kürzlich die Mitwirkung des Klägers an einer Operation abgelehnt, weil er nicht von einem jüdischen Arzt behandelt zu werden wünschte. Weitere Misshelligkeiten, die vielleicht noch schärfere Formen annehmen und dem Ansehen des Krankenhauses schaden, müssten vermieden werden"[262].

Warum der kurz vor der Pensionierung stehende Ringel seinem einst hochgelobten Assistenten keinen Beistand leistete, ihn sogar vorfristig aus dem Krankenhausdienst entlassen sehen wollte, konnte nicht geklärt werden. Das Schreiben passt nicht zur Beschreibung Ringels in der Nathan-Laudatio von 1971:

„Sein Fundament bei Bornstein, Ringel, Hegler und Wohlwill war dauerhaft. 1933 verließ der von seinem Chef hoch geschätzte (und geschützte), von allen St.

---

260. Festschrift 1948, S. 42.
261. Zitiert nach OVG Nathan, S. 3.
262. Zitiert nach OVG Nathan, S. 4.

Georger Kollegen anerkannte Operateur das Allgemeine Krankenhaus St.Georg..."[263].

Nathan wurde Oberarzt am Jüdischen Krankenhaus in Hamburg und emigrierte 1936 in die Vereinigten Staaten[264]. Er durchlief mehrere Stationen und Positionen an New Yorker Krankenhäusern, bis er 1956 den Lehrstuhl für Chirurgie am Albert-Einstein-Hospital der Yeshiva-Universität in New York City erhielt. In den Jahren 1958 und 1959 prozessierte Nathan in Hamburg in zwei Verwaltungsgerichtsprozessen gegen den Senat um die „Wiedergutmachung durch Übernahme in das Angestelltenverhältnis als leitender Oberarzt ... unter Anrechnung der Zeit von seiner Entlassung bis zu seiner Wiedereinstellung als Dienstzeit"[265], in beiden Verfahren erfolglos. Vermutlich in einem weiteren, nicht mehr rekonstruierbaren Wiedergutmachungsverfahren erhielt Nathan von der Universität Hamburg 1971 rückwirkend die Venia legendi 1940, die apl. Professur 1950 und die ordentliche Professur 1969 zuerkannt[266]. Helmut Nathan soll in der Nachkriegszeit gelegentlich Gast in Hamburg gewesen sein und dabei auch das Allgemeine Krankenhaus St.Georg besucht haben[267]. Im Jahre 1973 wurde ihm das Bundesverdienstkreuz für seine Verdienste um die Beziehungen zwischen deutschen und US-amerikanischen Wissenschaftlern verliehen. Nathans große Liebe galt der Kunst:

„Als Bildhauer, Maler und Zeichner ragt er über das Niveau der üblichen Amateure turmhoch hinaus;

263. Bock 1971.
264. Anonymus: Zum Tode von Dr. Helmuth Nathan. Der Aufbau, July 20, 1979, New York City, S. 4.
265. OVG Nathan, S. 6.
266. Bock 1971.
267. Persönliche Mitteilung Prof. Werner Selberg, 29.1.1992. Im folgenden: Selberg 1992.

Ausstellungen zeigten seine Werke; in Museen und, natürlich, den Räumen der Yeshiva-Universität sind sie für jedermann sichtbar, und seine Albert-Einstein-Büste.. .ist mittlerweile weltberühmt geworden"[268].

Helmut Nathan verstarb, 77jährig, im Juli 1977 in New York City.

2.11 Therese Oster

Therese Oster, geboren am 9.4.1906 in Mannheim, absolvierte ihr Examen am 19.12.1930 in Freiburg, wurde am 6.4.1932 in Karlsruhe approbiert und promovierte am 27.4.1932 in Freiburg. Mitglied der Ärztekammer Hamburg seit dem 28.5.1932[269], wurde ihr per Verfügung der Gesundheitsbehörde vom 27. April 1933 verwehrt, zukünftig als hospitierende Ärztin am AK St.Georg tätig zu sein[270]. Über das weitere Leben von Therese Oster konnte leider nichts in Erfahrung gebracht werden. Laut Hamburger Adressbuch hat Therese Oster bis 1938 bei Direktor Dr. Berthold Oster in der Alten Rabenstr. 30 gewohnt. Im Jahre 1939 findet sich nur noch der Name Direktor Berthold Oster. Im Jahre 1940 sind keine Mitglieder der Familie Oster unter der Anschrift Alte Rabenstr. 30 eingetragen. Im Gedenkbuch für die Opfer der Verfolgung der Juden unter der nationalsozialistischen Gewaltherr-

268. Anonymus: Helmuth Nathan - Künstler im Arztkittel. Der Aufbau, May 5, 1978, New York City, S. 4.
269. Entlassungsverfugung archiviert in: PA Kohn.
270. Rekonstruiert nach: StA HH, Ärztematrikel, lfd. Nr. 1166, Oster, Therese.

schaft wird ein Berthold Oster, geboren am 16.08.1884 in Frankfurt am Main, als verschollen in Minsk aufgeführt[271].

2.12 Martha Rosin

Martha Rosin, geboren am 30.12.1903 in Northeim, wurde nach dem Examen am 9.7.1929 in Freiburg, Approbation am 5.8.1930 und Promotion am 15.8.1930, ebenfalls in Freiburg, am 3.2.1931 in die Ärztematrikel Hamburg eingetragen[272]. Zu den folgenden Ausführungen vgl. Kapitel II (Dokumente), in dem beispielhaft auf Martha Rosin Bezug genommen wird. Martha Rosin war als hospitierende Ärztin tätig, der Nachweis der förmlichen Entlassung bzw. versagten Vertragsverlängerung am Krankenhaus konnte nicht erbracht werden, jedoch gibt es keinen Grund zu der Annahme, dass in ihrem Fall andere Maßstäbe galten als bei den hospitierenden jüdischen Ärzten, deren förmliche Entlassung dokumentiert werden konnte. Frau Rosin verließ Hamburg im Jahre 1940 und wurde laut American Medical Directory im Jahre 1942 als US-amerikanische Ärztin zugelassen; sie praktizierte als Allgemein- und Kinderärztin in Chicago. Über das weitere Leben Martha Rosins konnte nichts in Erfahrung gebracht werden. Henry Nord, ehemaliges Mitglied der Hamburger Jüdischen Gemeinde bis 1938, heute als Geschäftsmann in Chicago lebend und mehrfach auf Einladung des Hamburger Senats zu Besuch in Hamburg, versuchte 1993 vergeb-

---

271. Bundesarchiv(Hg.): Gedenkbuch - Opfer der Verfolgung der Juden unter der nationalsozialistischen Gewaltherrschaft. Koblenz 1986, S. 1129.
272. Rekonstruiert nach: StA HH, Ärztematrikel, lfd. Nr. 986, Rosin, Martha.

lich nähere Informationen über Frau Rosin bzw. noch lebende Familienangehörige zu erhalten[273].

2.13 Arthur Seefeld

Arthur Seefeld wurde am 7. April 1874 in Kölpin/Ostpreussen geboren. Nach Studium in Heidelberg und Berlin erhielt Seefeld im November 1899 die Approbation als Zahnarzt und eröffnete 1902 eine Praxis im Neuen Wall in Hamburg[274]. Im Jahre 1911 wurde vom Senat aufgrund von Eingaben des Zahnärztlichen Vereins die Einrichtung eines zahnärztlichen Ambulatoriums an einer staatlichen Krankenanstalt beschlossen und hierfür das AK St.Georg ausgewählt[275]. Seefeld erhielt den Auftrag, Vorschläge über die Organisation und Einrichtung auszuarbeiten. Seefeld in der Krankenhausfestschrift 1925:

> „Die Einrichtung einer zahnärztlichen Arbeitsstätte innerhalb eines großen Krankenhauses war zunächst ein Versuch. Der Nachweis ihrer dauernden Notwendigkeit musste erst erbracht werden"[276].

Dieser Nachweis gelang schnell. Seefeld, der anfänglich nur als „diätarisch besoldeter, externer Volontärarzt", d.h. unter Beibehaltung seiner Praxis teilzeitbeschäftigt am St.Georger Krankenhaus tätig war, wurde am 1.5.1914 zum Leitenden Oberarzt des Zahnärztlichen Ambulatoriums ernannt. Der damalige Ärztliche Direktor Deneke in

---

273. Persönliche Mitteilung von Henry Nord, 12.5.1993.
274. Rekonstruiert nach: StA HH, Gesundheitsverwaltung - Personalakten – 352-10, Akte 379. Im Folgenden: PA Seefeld.
275. Festschrift 1925, S. 78.
276. Ebenda.

einem Empfehlungsschreiben an den Präses der Gesundheitsbehörde:

„Herr Seefeld hat sich außerordentlich gut bewährt, ist nicht nur ein ausgezeichneter Praktiker, der auf dem Gebiet der Korrektur abnormer Zahnstellungen großes Ansehen genießt, sondern auch wissenschaftlich lebhaft interessiert. ... Um die Einrichtung und Organisation des Ambulatoriums, das zur großen Zufriedenheit aller Abteilungen des Krankenhauses arbeitet, hat Herr Seefeld sich grosse Verdienste erworben und als Mensch sich allseitige Achtung zu verschaffen gewusst. Es ist daher selbstverständlich, dass nur Herr Seefeld als Inhaber der für ihn geschaffenen Stelle in Frage kommt"[277].

Im 1. Weltkrieg versorgte Seefeld auf Anordnung des zuständigen Sanitätsamts sämtliche im Hamburger Raum zur Einweisung kommenden kieferverletzten Kriegsopfer[278], hierdurch kam es zu einer wesentlichen Erweiterung seines Wirkungskreises:

„Die Behandlung von etwa 60 Kieferverletzten war, z.T. auf eigener Station, dem leitenden *Zahnarzt* übertragen. Daneben wurde im Ambulatorium die zur Wiederherstellung der Dienstfähigkeit nötige Behandlung auch anderer Militärpersonen aus ändern Lazaretten vorgenommen. Kriegs- und Feldzahnärzte erhielten hier ihre Ausbildung"[279].

---

277. PA Seefeld, Deneke an den Präses der Gesundheitsbehörde, 26.3.1914.
278. Ebenda.
279. Hegler 1928, S. 131.

Die wissenschaftliche Ausbeute dieser Kriegsjahre ist zum Teil im Röntgenatlas der Kriegsverletzungen, den die St.Georger Lazarettabteilungen 1916 herausgaben, niedergelegt[280]. Anlässlich der Gründung der Universität Hamburg war Seefeld kurzzeitig Vertreter des Faches Zahnmedizin[281]:

„Bei der Gründung der hamburgischen Universität war der Leiter des Ambulatoriums anfangs an den Vorarbeiten betreffs Organisation des zahnärztlichen Studiums innerhalb der medizinischen Fakultät beteiligt, zog sich aber zurück, als die Zentralisierung dieses Unterrichtszweiges beschlossen wurde"[282].

Auf Grund neuer Aufgaben in der Schulzahnpflege erhielt Seefeld im Jahre 1920 die erforderlichen Mittel, um eine völlige Umgestaltung des Ambulatoriums durchführen zu können. Die heutige Abteilung entspricht in ihrem Grundriss immer noch den von Seefeld veranlassten Änderungen. Seefelds Vertrag wurde in den Jahren 1926 und 1932 um jeweils sechs Jahre verlängert, seit 1926 verbunden mit der Dienstbezeichnung „Professor".

Am 27.6.1933 wurde Seefeld mit Wirkung zum 31.7.1933 gekündigt[283]. Eine Geldspende Seefelds für die Ärztliche Bibiothek nahm der ärztliche Direktor Carl Hegler am 6.7.1933 zum Anlass für ein herzlich formuliertes Dankschreiben:

„Sehr geehrter Herr Kollege!
Mit verbindlichstem Dank bestätige ich Ihnen den Erhalt der 80,-RM. Durch die zur Unterstützung von Bibliothekszwecken im letzten Jahre aus der

---

280. Festschrift 1925, S. 79.
281. Müller: Professor Seefeld 80 Jahre alt. Zahnärztliche Mitteilungen 7(1959), S. 288. Im Folgenden: Müller 1959.
282. Festschrift 1925, S. 81.
283. Rekonstruiert nach: PA Seefeld.

Zahnärztlichen Kasse uns überwiesenen Beträge ist es möglich gewesen, für die ärztliche Bücherei des Krankenhauses ein größeres Werk, den ‚Bethe-Bergmann', zu erwerben, auf dessen Anschaffung ohnedem, insbesondere mit Rücksicht auf unseren verhältnismäßig kleinen Etat, hätte verzichtet werden müssen. Mit nochmaligem verbindlichstem Dank Ihr sehr ergebener"[284]

Unter Verweis auf seine bereits vor 1914 bestehende Anstellung und die Tätigkeit im Weltkrieg konnte Seefeld eine Hinausschiebung der Kündigung zum Jahresende erreichen[285], bat aber die Gesundheitsbehörde am 12.11.1933 um vorzeitige Entlassung:

„Ich sehe mich zu meinem Schmerz genötigt, die vorgesetzte Behörde zu bitten, meine Entlassung aus der mir zum Lebensinhalt gewordenen nunmehr 22jährigen Tätigkeit als Leitender Oberarzt des Zahnärztlichen Ambulatoriums am Allgemeinen Krankenhaus St.Georg anstatt wie vorgesehen zum 31.12.33 bereits zum 30.11.33 zu vollziehen, weil ich den zunehmenden seelischen Belastungen fernerhin nicht gewachsen bin"[286].

In den folgenden Jahren war Seefeld nur privatzahnärztlich tätig, dabei allerdings wohl so erfolgreich, dass die Kassenzahnärztliche Vereinigung 1937 einen angeblichen Titelmissbrauch zum Anlass für eine Beschwerde an die Gesundheitsbehörde nahm:

---

284. PA Seefeld, Hegler an Seefeld, 6.7.1933.
285. Ebenda, Seefeld an Gesundheitsbehörde, 15.7.1933.
286. Ebenda, Seefeld an Gesundheitsbehörde, 12.11.1933.

„Der jüdische Zahnarzt Dr. Arthur Seefeld ... , der früher als Oberarzt das zahnärztliche Ambulatorium St.Georg leitete, wurde nach dem Umbruch im Jahre 1933 dieser Stellung enthoben und verlor damit zugleich den mit derselben verbundenen Professorentitel. Von der Zahnärzteschaft wird Anstoß daran genommen, dass sich Herr Dr. Seefeld noch heute auf seinen früheren Titel bezieht, indem er auf Drucksachen und im amtlichen Fernsprechbuch seinem Namen den Zusatz anfügt: 'ehemaliger Professor und Oberarzt am Krankenhaus St. Georg'.
Hierdurch verschafft sich Dr. Seefeld im Wettbewerb einen unseres Erachtens unberechtigten Vorteil. Insbesondere dürften viele Volksgenossen den Zusatz so auffassen, dass Dr. S. im nationalsozialistischen Staat das Amt eines Oberarztes und Professors bekleidete und dieses erst vor kurzem - vielleicht wegen Erreichung der Altersgrenze oder um sich ganz der Privatpraxis zu widmen - aufgegeben habe; in diesen Fällen ist der Zusatz auch geeignet, über die jüdische Abstammung des Dr. S. hinwegzutäuschen. Wir bitten daher die Gesundheitsbehörde zu prüfen, ob Herr Seefeld zur Führung des genannten Zusatzes befugt ist bzw. ob ihm eine Bezugnahme auf seinen früheren Titel bei Ausübung seiner Berufstätigkeit untersagt werden kann"[287].
Daraufhin untersagte der Präses der Behörde, Ofterdinger, Arthur Seefeld jeglichen Verweis auf seine frühere Professorenstellung am AK St. Georg[288]. Arthur Seefeld

287. PA Seefeld, Bezirksstelle der KZV HH an Gesundheitsbehörde, 13.11.1937.
288. PA Seefeld, Präses der Gesundheitsbehörde an Seefeld, 27.10.1937.

musste 1938 seine zahnärztliche Tätigkeit aufgeben und verließ Deutschland im Jahre 1939 Richtung Singapur, wo bereits einer seiner Söhne lebte. Bei Kriegseintritt Japans wurde Seefeld dort interniert und später nach Australien deportiert, wo er mehrere Jahre in Lagern verbringen musste. Nach seiner Entlassung 1944 war Seefeld zunächst als Zahntechniker in Melbourne tätig, bis er dort 1945 als erster „Non-Commonwealth"-Zahnarzt die Zulassung ohne vorherige Absolvierung des australischen Examens erhielt und eine bald hervorragend laufende Praxis eröffnete, die er mindestens bis 1959, d.h. bis zu seinem 80.Lebensjahr, ausgeübt hat[289,290].

Seit dem 1.4.1949 erhielt Arthur Seefeld im Rahmen der Wiedergutmachungsbestimmungen ein Ruhegeld der Gesundheitsbehörde[291]. In den Hamburger „Zahnärztliche Mitteilungen" hieß es zu Seefelds 80. Geburtstag:

„Die hamburgische, aber auch die deutsche Zahnärzteschaft ist diesem untadeligen und um den Stand so hochverdienten Kollegen zu großem Dank verpflichtet. Die Deutsche Gesellschaft für Zahn-, Mund- und Kieferheilkunde hat die Verdienste Seefelds anlässlich der Vollendung seines 75.Lebensjahres durch seine Ernennung zum Korrespondierenden Mitglied äußerlich dokumentiert"[292].

Am 2. Mai 1963 verstarb Arthur Seefeld in Australien.

Arthur Seefelds Tätigkeit im AK St.Georg wurde in der Festschrift von 1948 mit keinem Wort erwähnt.

---

289. Rekonstruiert nach: StA HH, Familienarchiv Lippmann - 622-1, B5, Korrespondenz, Briefwechsel Lippmann-Seefeld und Lippmann-Holthusen und:
290. Müller 1959.
291. PA Seefeld, Wiedergutmachungsbescheid, 2.2.1955.
292. Müller 1959.

2.14 Klaus Unna

Klaus Unna, geboren am 30. Juli 1908, wurde nach Staatsexamen in Freiburg 1930 und Approbation in Karlsruhe 1932 in die Ärztematrikel Hamburg im Sommer des Jahres 1932 eingetragen[293]. Unna, der als Assistent an der chemisch-physiologischen Abteilung des AK St.Georg tätig war, wurde im April 1933 entlassen[294] und emigrierte noch im gleichen Jahr nach Österreich. Im Jahre 1937 wanderte er nach New Jersey/USA aus, um eine Tätigkeit am Merck Institute of Therapeutic Research aufzunehmen[295]. Es folgte eine steile wissenschaftliche Karriere als Pharmakologe. Unna wurde 1954 Direktor des Pharmakologischen Instituts der University of Illinois in Chicago, war von 1965 bis 1969 Angehöriger der International Brain Research Organisation der UNESCO sowie zahlreicher US-amerikanischer und europäischer Fachgesellschaften[296] . Klaus Unna erlag vor Jahren in den USA einer schweren Krebskrankheit[297], das genaue Todesjahr konnte nicht ermittelt werden.

2.15 Friedrich Wohlwill

Friedrich Wohlwill, geb. am 20. August 1881 in Hamburg als Sohn einer alteingesessenen Hamburger Familie, wurde nach Studium in Freiburg, Straßburg und München

---

293. StA HH, Ärztematrikel, lfd. Nr. 1190, Unna, Klaus.
294. Entlassungsverfügung archiviert in: PA Kohn.
295. Van den Bussche 1989, S. 50.
296. Anonymus: Unna, Klaus. In: Who is Who In America. Boston 1972. S. 3234.
297. Persönlicher Brief von Olga B. Wise, Tochter von Frederick Bornstein, 4.3.1993.

1906 Assistent bei Eugen Fränkel am Allgemeinen Krankenhaus Eppendorf (AKE). Im Jahre 1908 wechselte Wohlwill zu Prof Max Nonne, dem Chefarzt der Neurologischen Abteilung des AKE. Nach zweijähriger Assistenzarzttätigkeit an der neuro-psychiatrischen Klinik Halle eröffnete Wohlwill im Mai 1912 in Hamburg eine Praxis als Arzt für Neurologie, verbunden mit intensiver Forschungsarbeit am Pathologischen Institut des Eppendorfer Krankenhauses. Während des ersten Weltkrieges war Wohlwill wiederum in der Abteilung Prof. Nonnes tätig, im Januar 1919 erfolgte die Ernennung zum Sekundärarzt des Pathologischen Institutes. Im Dezember des gleichen Jahres habilitierte sich Wohlwill. Nach Ernennung zum außerplanmäßigen Professor für Pathologie übernahm Wohlwill im Mai 1924 als Nachfolger von Morris Simmonds die Stellung des Chefarztes und Prosektors des Pathologischen Instituts des Allgemeinen Krankenhauses St. Georg[298]. Dieser Wechsel, von der Universitätsklinik an ein kommunales Krankenhaus, sollte nach 1945 eine große Rolle in seinem Wiedergutmachungsverfahren spielen. Trotz des Wechsels nach St. Georg nahm Wohlwill weiter am Vorlesungsbetrieb teil, wie er in zwei Schreiben an seinen Hamburger Anwalt Albrecht ausführte:

„Während meiner Zugehörigkeit zur Hamburger Universität, also von 1920 bis 1933 habe ich regelmäßig den Kurs in pathologischer Histologie im Eppendorfer Krankenhaus gegeben, seit 1924 ferner einen Demonstrationskurs im St.Georg-Krankenhaus. Ich habe Vorlesungen gehalten über die Patholog. Anatomie des Nervensystems, des Skelettsystems und über Missbildungen. Im Wintersemester

---

298. Rekonstruiert nach: StA HH, Hochschulwesen - Dozenten- und Personalakten IV - 361-6, Akte 1199. Im folgenden: PA Wohlwill.

1924/25 habe ich in Vertretung des erkrankten Ordinarius Prof. Fahr die Hauptvorlesung über Allgemeine Pathologie gehalten. Während der Universitätsferien ... habe ich den praktischen Unterricht in Patholog. Anatomie für Studenten ("Famuli?) im St.Georg-Krankenhaus organisiert, wozu sich immer so viele Studenten meldeten, dass ich stets nur einen Teil annehmen konnte. ... Meine Docententätigkeit habe ich bis zu dem Tage, an dem mir die venia legendi entzogen wurde, regelmäßig fortgesetzt. Zweimal habe ich meine Ferienreise abgekürzt, um nicht ein Kolleg ausfallen zu lassen. Dass mein Unterricht von den Studenten geschätzt wurde, geht auch aus Folgendem hervor: In den Universitätsferien kam immer eine große Anzahl von Studenten zu mir zum „Famulieren". Dieser Unterricht genoss eine Art Berühmtheit. Da ich mich mit jedem Studenten einzeln eingehend befasst habe, habe ich nie mehr als 6 zu gleicher Zeit genommen, was zur Folge hatte, dass ich immer mehrere abweisen musste. So etwas gab es in keinem der anderen Krankenhäuser. (Da es jetzt um Biegen oder Brechen geht, darf ich wohl etwas hervorheben, was zu meinen Gunsten spricht). Diese Tätigkeit zugunsten der Studenten geschah zwar nicht im engeren Rahmen der Universität, sie galt aber eben doch auch dem Unterricht und der Ausbildung der Studenten. Nach alledem kann gar keine Rede davon sein, dass ich während meiner St.Georger Zeit dem Universitätslehrbetrieb ferngestanden hätte'[299].

---

299. Ebenda, Stellungnahme Wohlwills, 28.6.1958, in: RA Albrecht an das Personalamt, 14.8.1958,S. 3.

In einem Sonderband der Fachzeitschrift „Gazeta Medica Portuguesa", veröffentlicht von der Medizinischen Fakultät Lissabon aus Anlass des 70. Geburtstags von Friedrich Wohlwill im Herbst 1951, äußerte sich Wohlwills alter Chef, Prof. Max Nonne, über Wohlwills Zeit in Eppendorf und den Wechsel nach St.Georg:

„Sie haben dort Ihre eigentliche Begabung erkannt. Sie konnten sich als Dozent habilitieren. Sie haben im Hamburger Ärztlichen Verein, auf Eppendorfer Abenden, auf Kongressen ... oft vorgetragen. Sie haben als Lehrer der jüngeren Assistenten das docendo discinius geübt. So entwickelte sich wieder einmal logisch Ihr Aufstieg zur Leitung des Pathologischen Institutes am alt berühmten Allgemeinen Krankenhaus St.Georg, wo damals unter Th. Deneke ein allgemein bekannter und gerühmter kollegialer Geist herrschte. Sie hatten damit Gelegenheit, die Furchen, die die Tätigkeit Ihres Vorgängers Prof. Simmonds gezogen hatte, zu verfolgen und weiter zu befruchten. Es war das eine würdige Aufgabe, denn Simmonds war als Institutsvorsteher, als Prosektor, als Lehrer seiner Schüler und als ein nur die Sache und nicht das Persönliche ins Auge fassender, vornehmer Mensch Allen, die ihn kennen durften, ein mahnendes Vorbild. Nach Denekes Rücktritt vom Direktorium des Allgemeinen Krankenhauses St.Georg hatten Sie auch unter Prof Heglers Direktorium weiter Gelegenheit, allwöchentlich an einem Nachmittag an den interessanten Fällen der Woche allen jungen Ärzten der Anstalt sowie nicht wenigen aus der Stadt herbeieilenden Ärzten Fälle aus dem Gesamtgebiet der pathologischen Anatomie vorzuführen"[300].

---

300.   Ebenda, RA Albrecht an das Personalamt, 14.8.1958, S. 2.

Wohlwills Forschungstätigkeit in St. Georg stand seiner Lehrtätigkeit in nichts nach. Mindestens 44 seiner insgesamt 144 Veröffentlichungen erschienen im Zeitraum 1925 bis 1933[301]. Prof. Nauck, Direktor des Tropeninstituts Hamburg, in einem Gutachten anlässlich des Wiedergutmachungsstreits über Prof. Wohlwill:

„Prof. Wohlwill, der seit 1919 an der Hamburger Universität habilitiert war, hat sich in Hamburg großer Beliebtheit erfreut und galt in Fachkreisen als ausgezeichneter Pathologe. Er besaß hervorragende didaktische Fähigkeiten und wirkte besonders anregend und fördernd auf seine Mitarbeiter und Schüler. Umfang und Bedeutung seiner wissenschaftlichen Tätigkeit, vor allem seiner ausgezeichneten Arbeiten auf dem Gebiet der Hirnpathologie lassen erkennen, daß er auch als Forscher weit über dem Durchschnitt stand. Seine zahlreichen Publikationen zeichnen sich durch Sachverstand und Gewissenhaftigkeit, Exaktheit der Ergebnisse und Präzision der Darstellung aus"[302].

Wohlwill verlor seine Anstellung am AK St.Georg mit Wirkung zum 1.10.1933, seine Lehrbefugnis an der Medizinischen Fakultät endete am 1.8.1933[303]. Nach einer kurzen Tätigkeit als Prosektor im Jüdischen Krankenhaus Hamburg wanderte Wohlwill im Herbst 1933 nach Portugal aus, wo er durch Vermittlung seines alten Lehrers Nonne im Juni 1934 zum Prosektor des Portugiesischen Krebsinstitutes in Lissabon ernannt wurde[304]. Am 1. Okto-

301. Vgl. Anlage 6, Wissenschaftliche Arbeiten von Friedrich Wohlwill. Im folgenden: Wohlwill-Werke.
302. PA Wohlwill, Gutachten von Prof. Nauck, 11.12.1957.
303. Ebenda, RA Albrecht an die Hochschulabteilung, 31.12.1957, S. 3.
304. Ebenda, Gutachten von Prof Nonne, 11.2.1958.

ber 1936 folgte die Ernennung zum Prosektor des Universitätskrankenhauses Lissabon, eine Position, die seit 1945 mit dem Ordinariat für Pathologie verbunden war[305]. Wohlwill am 30. Mai 1949 an Arthur Lippmann über seine Zeit in Portugal:

„Ich habe diese angenehme Stellung und Tätigkeit im Universitätshospital, die ich damals hatte, noch durch den ganzen Krieg und die ersten Nachkriegsjahre behalten, bin sogar zum Schluss noch, nach dem Tod des 'Catedrätico' (= Ordinarius) für Pathologie zu dessen Nachfolger ernannt worden. Ich habe damals aber die Leute der Fakultät gleich darauf aufmerksam machen müssen, dass ich die neue Position vielleicht nicht mehr lange einnehmen könnte, denn unsere Absicht in die USA weiter zu wandern, bestand damals schon längere Jahre, und ihre Verwirklichung wurde nur dadurch immer hinausgeschoben, dass uns das Visum zweimal im Abstand von einem Jahr verweigert wurde. Das hing mit der Tätigkeit meiner Frau für Juden im besetzten Gebiet zusammen. Denn 'wenn dies auch zu guten Zweck gescheh'n, hat man es doch nicht gern gesehen. Unser Entschluss war dadurch bedingt, dass nach einander unsere Kinder uns verliessen. Davon die drei Jungen USA-wärts"[306].

Im Jahre 1946 siedelten die Wohlwills in die USA über, um mit ihren Söhnen und Enkelkindern zusammenleben zu können. Wohlwill wurde im Dezember 1946 Pathologe am M. J. Bassett Hospital in Cooperstown, N.Y., und

305. Ebenda, RA Albrecht an die Hochschulabteilung, 31.12.1957, S. 3.
306. StA HH, Familienarchiv Lippmann - 622-1, B5, Korrespondenz, Wohlwill an Lippmann, 30.5.1949.

wechselte im Juli 1947 an das Danvers State Hospital in Hathorne, Mass[307]. Wohlwill über diesen Lebensabschnitt: „Ja, der Entschluss nochmal zu wechseln, war schwer und wenn Sie meinen, er sei geglückt, so ist das insofern richtig, als er immer noch besser ausgefallen ist, als ich befürchtet hatte. Aber das Danvers State Hospital ein Ersatz für Hospital Escolar de Lisboa sei, das kann man ja nun grade nicht behaupten. Nun, Sie kennen ja selbst die Provinzial-Heilanstalten in Deutschland. Die waren auch nicht besser.[308]"

Im Juni 1952 begann Wohlwill als „Assistant Principal Investigator" am Atomic Energy Project der Universität Boston mitzuarbeiten[309], seit 1. Juli 1953 war er als „Consultant" am Warren Anatomical Museum der Harvard Medical School tätig[310]. Im gleichen Jahr erschien Wohlwills erste Publikation in den USA[311]. Über Wohlwills Kontakte zum AK St.Georg in der Nachkriegszeit kann anhand der vorliegenden Dokumente nur wenig gesagt werden. Er selbst schrieb Arthur Lippmann 1949:

„Sehr gewundert hat mich, dass Sie unter den Leuten in Hamburg, mit denen Sie wieder im Konnex stehen, Holthusen nennen. Das ist doch einer von den ganz faulen Opportunisten. Er hat - sicher gegen bessere Überzeugung - den 100%-Nazi gespielt. Jetzt ist er natürlich einer von denen, die es nie gewesen sind. 1938 war er einmal 8 Tage in Lisboa für Vorträge. Am Tage seiner Abreise schrieb er mir

307. PA Wohlwill, RA Albrecht an die Hochschulabteilung, 31.12.1957, S. 4.
308. StA HH, Familienarchiv Lippmann - 622-1, B5, Korrespondenz, Wohlwill an Lippmann, 5.2.1950.
309. Ebenda, Curriculum vitae von Friedrich Wohlwill, undatiert.
310. Ebenda, Zeugnis der Harvard Medical School, undatiert.
311. Wohlwill-Werke.

einen Brief, er habe mich nicht besucht, da er nicht gewusst hätte, ob sein Besuch mir genehm sein würde. Als ob es in Lisboa kein Telefon gegeben hätte, durch das er seine Zweifel hätte beheben können. Gitt i Gitt, kann ich nur sagen.- Ich habe auch mit einigen meiner früheren Kollegen und Mitarbeiter wieder Korrespondenz aufgenommen, aber von den St.Georgern ist der einzige, mein Nachfolger Heine, ein – gesinnungsmäßig - famoser Mann. Aber die besten sind meine beiden Sektionswärter. Meinem früheren Schüler Bock, an den Sie sich vielleicht noch erinnern, habe ich zu einem Ordinariat in Marburg verhelfen können, in dem ich ihm der Wahrheit gemäss bestätigt habe, dass er noch in einer Zeit, wo schon erheblicher Mut dazu gehörte, zu mir gehalten hat. Das hat offenbar genügt, um ihn von seiner anscheinend nicht sehr kompromittierenden Betätigung im dritten Reich zu reinigen"[312].

Nachdem bereits im Januar 1957 das Amt für Wiedergutmachung bei der Hamburger Sozialbehörde Wohlwill eine Entschädigung auf Grund der Kündigung als Leitender Oberarzt des AK St.Georg zugestanden hatte[313], beantragte Wohlwill bei der Hamburger Hochschulabteilung über seinen Hamburger Rechtsanwalt Hermann Albrecht am 31.12.1957 die Einsetzung in den Stand eines ordentlichen Professors und Ordinarius für Pathologie[314]. Dem Antrag waren vier Gutachten namhafter Vertreter der deutschen Hochschulmedizin[315] beigefügt. Die Hoch-

---

312. StA HH, Familienarchiv Lippmann - 622-1, Korrespondenz, Wohlwill an Lippmann, 30.5.1949.
313. PA Wohlwill, Amt für Wiedergutmachung der Sozialbehörde Hamburg, 22. l. 1957.
314. Ebenda, RA Albrecht an die Hochschulabteilung, 31.12.1957.

schulabteilung bat die Medizinische Fakultät der Universität (Dekan Prof. Zukschwerdt, ab 1.8.1959 Prof. Bürger-Prinz) um Stellungnahme. Der Direktors des Pathologischen Instituts, Prof. Krauspe[316], setzte durch, dass die Fakultät drei deutsche Pathologen um gutachterliche Stellungnahme zur voraussichtlichen Laufbahn Prof. Wohlwills in Deutschland bat. Aufgrund eines zwischenzeitlich erstellten Gutachten des emeritierten Ordinarius Prof. Nonne wandte sich Prof. Zukschwerdt an seinen Fakultätskollegen Krauspe:

„Darf ich Ihnen in der Angelegenheit von Herrn Wohlwill das beiliegende Gutachten von Herrn Nonne zur Kenntnis geben. Er spricht sich ja sehr positiv aus. Sollen wir darüber hinaus noch die anderen Gutachten einholen?[317]

Krauspe beharrte auf der Einholung weiterer Gutachten: „Aus rein sachlichen Gründen und um unserer Fakultät von vornherein jeden Anwurf von außen aus dem Wege zu räumen, würde ich persönlich es nach wie vor für richtig halten, bei dem Beschluss der Fakultät zu bleiben und die vorgeschlagenen Gutachten einzuholen. Unter den bis jetzt vorliegen-

---

315. Ebenda, es handelte sich um Prof Bock (Direktor der Medizinischen Universitätsklinik Marburg), Prof. Froboese (Direktor des Pathologischen Instituts am Stadt. Krankenhaus Berlin-Spandau und Honorar-Professor der FU Berlin), Prof Hallervorden (Direktor der Neuropathologischen Abteilung des Max-Planck-Instituts für Hirnforschung in Gießen), Prof. Nauck (Direktor des Tropeninstituts Hamburg).
316. PA Wohlwill, Prof. Krauspe an den Dekan der Fakultät, 18.2.1958. Es handelte sich um die emeritierten Ordinarien Celen (Bonn), Hueck (München) sowie den aktiven Ordinarius Prof. Büchner (Freiburg). Prof. Büchner hat nach Aktenlage nicht auf das Ansinnen der Fakultät geantwortet.
317. Ebenda, Dekan an Prof. Krauspe, 21.3.1958.

den Gutachten befindet sich bekanntlich kein einziges von einem Fachvertreter"[318].
Der Fehler im letzten Satz (vgl. Fußnote 315) ist nach Aktenlage niemand aufgefallen. Unter Berufung auf die Gutachten der Professoren Hueck und Celen - die allerdings eine klare Stellungnahme vermieden[319] - beschloss die Fakultät am 14.3.1958, den Antrag Prof. Wohlwills nicht zu unterstützen. Dafür maßgebend sei auch das frühzeitige Ausscheiden Wohlwills aus der Universitätslaufbahn mit Übernahme der Prosektur in St.Georg gewesen[320]. Die Stellungnahmen der anwaltlichen Gutachter wurden nicht berücksichtigt, die Stellungnahme Prof. Nonnes nur unkommentiert referiert[321]. Die Hochschulabteilung informierte das Personalamt des Senates am 4.7.1958, welches am 21.7.1958 RA Albrecht den ablehnenden Bescheid mitteilte[322].

Zwischenzeitlich war Prof. Wohlwill am 15.7.1958 in den USA verstorben.

Der Fakultäts- und Senatsbeschluss erregte einiges Aufsehen. Der Hamburger Bankier Eric M. Warburg wandte sich mit einem dreiseitigen Schreiben an den damaligen Rektor der Universität und späteren Wirtschaftsminister Prof. Karl Schiller:

„Sehr geehrter Herr Professor,
ich schreibe heute an Sie in der Sache des früheren hamburgischen Professors Dr. Friedrich Wohlwill,

---

318. Ebenda, Prof. Krauspe an Dekanat, 11.3.1958.
319. Ebenda, Stellungnahme Prof. Hueck, 1.4.1958 und Prof. Celen, 1.4.1958.
320. Ebenda, Protokollauszug der Fakultätssitzung, 14.3.1958.
321. Ebenda, Dekan an die Hochschulabteilung, 29.5.1958.
322. Rekonstruiert nach: PA Wohlwill.

vor seiner Auswanderung Pathologischer Anatom und Prosektor des Allgemeinen Krankenhauses St.Georg in Hamburg. Herr Prof. Wohlwill ist vor einigen Wochen in den USA im Alter von 76 Jahren verstorben.

Ich kannte Prof. Wohlwill und seine Familie seit vielen Jahren. Er ist 1933 gezwungen, Deutschland zu verlassen, zunächst im Alter von schon 50 Jahren nach Lissabon ausgewandert und, weil die Möglichkeiten für die Fortbildung seiner 4 Kinder dort nicht ausreichten, nach 13 Jahren (1946) in die Vereinigten Staaten übergesiedelt. Er hat sowohl in Portugal als auch in den USA neben der von ihm innegehabten Position eines Pathologischen Anatoms wissenschaftlich gearbeitet und publiziert. In Lissabon wurde er Ordinarius der Universität. Einige Jahre nach seinem Fortgang bereitete ihm die Universität und Ärzteschaft dort zu seinem 70.Geburtstag ungewöhnliche Ehrungen. In der 'GAZETA MEDICA PORTUGUES[1] erschien 1951 eine Festschrift zu seiner Huldigung. Der Nobelpreisträger Prof. Egas Moniz würdigte in einem besonderen Aufsatz sein Wirken. Eine Zusammenfassung seiner Tätigkeit enthält auch der in dieser Schrift erschienene Aufsatz von Prof. Nonne.

Prof Wohlwill gilt - das ist auch die Ansicht deutscher Professoren - als der Gründer einer „Deutschen Patologen-Schule" in Lissabon. Hierüber äußert sich u.a. ein Gutachten von Prof Dr. Nauck,... In den USA hat Prof. Wohlwill die gleiche Anerkennung der maßgebenden Gelehrten seines Faches gefunden. Auch hier hat er bis zum letzten Tage wissenschaftlich gearbeitet und gelehrt. Eine Würdigung finden Sie in der anliegenden Äusserung des Dekans der Harvard Medical School,...

Herr Professor Wohlwill ... hat ... seine Ernennung zum beamteten ordentlichen Professor beantragt. Er besaß schon seit dem Jahre 1924 die venia legendi ... mit der Amtsbezeichnung eines außerordentlichen Professors. Dem Antrage waren Gutachten der Professoren Nauck, Nonne, Bock, Froboese, Hallervorden, also angesehenster Gelehrter beigefugt. Sämtliche Gutachter sprachen sich dahingehend aus, dass der Antragsteller, - wenn er nicht ab 1933 rassisch verfolgt worden wäre - mit hoher Wahrscheinlichkeit auf Grund seiner wissenschaftlichen Leistungen und seiner fortgesetzten Lehrtätigkeit zum ordentlichen Professor ernannt worden wäre.

Zu diesem Antrage hat der Senat ein Gutachten der Fakultät angefordert. Diese hat sich, wie Sie aus dem anliegenden Schreiben ... ersehen, für eine Ablehnung des Antrags ausgesprochen. Der Senat hat dem Antragsteller, der die Ablehnung selbst nicht mehr erlebt hat, eine Frist von zwei Monaten zur Äußerung gegeben, hat aber kein Hehl daraus gemacht, dass er im Sinne des Fakultätsbeschlusses entscheiden wolle.

Die Äußerung der Fakultät und die Stellungnahme des Senats erscheinen mir als nahezu unbegreiflich. Der Fakultätsbeschluss leugnet ja auch nicht die Eignung von Prof. Wohlwill zum ordentlichen Professor. Die Fakultät selbst hat vor kurzem Prof. Wohlwill bei Überreichung der Kümmell-Medaille bestätigt, dass er sich 'grosse' Verdienste um die Wissenschaft erworben habe. Auch über die persönlichen Eigenschaften dieses hervorragenden Mannes besteht überall nur eine Meinung.

Ein ablehnender Bescheid war nach der Praxis, die von den deutschen Stellen sonst geübt wird, überhaupt nicht zu erwarten. Dem Verstorbenen selbst waren, wie seine Witwe mir schreibt, eine ganze Reihe von Fällen bekannt, in denen verfolgte Pathologen und Kliniker nachträglich zu Ordinarien ernannt worden sind. Es war die einhellige Ansicht seiner Kollegen in den USA, dass angesichts der vorliegenden Liste die Ernennung Prof. Wohlwills eine Selbstverständlichkeit sei.

Die Begründung des Fakultätsbeschlusses stellt es im wesentlichen darauf ab, dass der Antragsteller sich schon durch den 1924 erfolgten Übergang ins Krankenhaus St.Georg vom eigentlichen Universitätsbetrieb entfernt hätte. Dabei wird nicht berücksichtigt, dass Prof. Wohlwill gerade in St.Georg erheblich wissenschaftlich gearbeitet hat und auch gelehrt hat ... . Die Begründung scheint mir eine mehr äußerliche zu sein. Es gibt keine andere Möglichkeit der rückwirkenden Feststellung, ob ein außerordentlicher Professor zum ordentlichen Professor ernannt worden wäre, als seine Eignung, d.h. sein Charakter und seine Verdienste. Wer - wie Professor Wohlwill - im Ausland in zweimaliger schwieriger Anpassung so Bedeutendes geleistet hat, der hat damit auch gezeigt, dass er das Zeug zum ordentlichen Professor in seiner alten Heimat in sich hatte. Früher oder später hätte er sich durchgesetzt.

Mir scheint, dass hier ein Unrecht verhindert werden muss. Ich weiß nicht, inwieweit Sie in der Lage sind, etwa auf die Fakultät selbst im Sinne einer Änderung ihrer Stellungnahme einzuwirken. Falls Sie es für richtig halten, bin ich jederzeit bereit, mich persönlich an Bürgermeister Brauer zu wenden.

Ich danke Ihnen für Ihr Interesse und baue darauf, dass eine angemessene Lösung für die Witwe erreicht werden wird, die ihre Ansprüche im Sinne des Verstorbenen, - nach meiner Überzeugung mit vollem Recht -, weiterbetreibt"[323].

Prof. Schiller teilte Warburg seine Unterstützung bei der erneuten Prüfung des Antrags mit, zweifelte jedoch, „ob es möglich sein wird, das wesentliche Argument der Fakultät, die in dem Übergang vom Universitätskrankenhaus in eine kommunale Krankenanstalt eine freiwillige Abwendung von der Hochschullaufbahn sieht, zu widerlegen"[324]. RA Albrecht legte am 14.8.1958 Widerspruch gegen den Bescheid des Personalamtes ein und verwies dabei erneut und ausführlich auf die wissenschaftliche Laufbahn. Abschließend heißt es:

„Angesichts solcher Feststellungen und der Urteile der ausländischen Universitäten über die wissenschaftliche Bedeutung des Herrn Professor Wohlwill bedurfte es nicht der Einholung besonderer gutachterlicher Äußerungen deutscher Fachvertreter auswärtiger Universitäten, die weder die persönlichen Qualitäten des Antragstellers noch die hamburgischen Verhältnisse in den 20er und 30er Jahren - z.B. den Seminarbetrieb im Krankenhaus St.Georg - kannten. Maßgebend ist die innere Berufung, die Herr Prof. Wohlwill in jedem Fall zur Fortsetzung und Ausweitung seiner wissenschaftlichen Arbeit geführt hätte. Gegenüber dieser hier gegebenen

---

323. Ebenda, Eric M. Warburg an Prof. Karl Schiller, 18.8.1958.
324. Ebenda, Prof. Schiller an Eric M. Warburg, 25.9.1958.

inneren Kausalität kann auch nicht eingewandt werden, der Antragsteller habe vor 1933 auf keiner Vorschlagsliste für die Ernennung zum ordentlichen Professor gestanden.

Es gibt in der Zeit, in der Herr Prof. Wohlwill im Krankenhaus St.Georg tätig war, eine Reihe von Jahren, in denen es einem Mann von dem Takt und der Zurückhaltung, die Herrn Prof. Wohlwill auszeichnete, ratsam erscheinen konnte, dass er sich nicht nach einer Professur drängte, da mindestens seit 1929/1930 Juden nicht mehr zu ordentlichen Professoren ernannt zu werden pflegten. ... Dafür, dass Pathologen und Kliniker auch nach längerer Trennung von dem eigentlichen Universitätsbetrieb später zu ordentlichen Professoren ernannt wurden, gibt es viele Beispiele aus der Zeit vor und nach 1933"[325].

Ergänzend verwies Albrecht in Schreiben vom 27.8.1958 und 1.9.1958 auf eine Reihe prominenter Kliniker und Pathologen, die, von einem kommunalen Haus kommend, zu ordentlichen Professoren an einer Hochschule ernannt wurden, pikanterweise auch Prof. Krauspe, der, vom Städt. Krankenhaus Berlin-Moabit kommend, als Ordinarius nach Königsberg berufen worden war[326]. Die Fakultät blieb jedoch bei ihrer Haltung:

---

325. Ebenda, RA Albrecht an das Personalamt, 14.8.1958.
326. Ebenda, RA Albrecht an das Personalamt, 8.11.1958. Vgl. hierzu auch: Van den Bussche 1989. Berufung von Hans-Heinrich Berg (Direktor der Medizinischen Kliniken Dortmund) auf das Ordinariat für Innere Medizin I am UKE am 1. 1. 1935 und von Wilhelm Weitz (Direktor der Inneren Abteilung des Städtischen Krankenhauses Cannstatt) auf das Ordinariat für Innere Medizin II am UKE am 1. 1. 1936.

„In der Angelegenheit Prof. Wohlwill erörtert der Dekan die ablehnende Einstellung der Fakultät und wird hierin durch Herrn Krauspe und eine schriftliche Mitteilung von Herrn Nauck bestärkt"[327].

Mittlerweile stieß die Haltung der Fakultät auch beim Personalamt auf Widerstand, moniert wurde die mangelnde Begründung der neuerlichen Ablehnung. Mit Schreiben vom 1.4.1959 teilte die Hochschulabteilung die Einwände des Personalamtes der Fakultät mit:

„Das Personalamt hat ... Bedenken, auf Grund der bisherigen Stellungnahmen der Medizinischen Fakultät, der sich die Hochschulabteilung angeschlossen hatte, über den Antrag des Professors Wohlwill auf seine Ernennung zum ordentlichen Professor zu entscheiden. ... Das Personalamt bittet, die ablehnenden Stellungnahmen ... nochmals zu überprüfen und notfalls zu ergänzen. Es wird möglicherweise erforderlich und zweckmäßig sein, über die berufliche Entwicklung von Prof. Wohlwill - hätte die Schädigung nicht stattgefunden - das Gutachten namhafter Wissenschaftler der Medizinischen Fakultäten einzuholen. Es ist auch zu bedenken, dass es nicht nur darauf ankommt, dass Prof. Wohlwill nicht als Ordinarius an die Hamburger Universität berufen worden wäre, sondern dass dargetan werden muss, dass Prof. W. wahrscheinlich an keine deutsche Universität berufen worden wäre.

Wenn ein ablehnender Bescheid erteilt wird, muss mit einer Klage vor dem Verwaltungsgericht gerech-

---

327. Ebenda, Protokollauszug der Fakultätssitzung, 12.11.1958. Die angeblich von seiner früheren Einstellung abweichende Mitteilung des Prof. Nauck war in den durchgesehenen Akten nicht auffindbar.

net werden. Aus diesem Grunde ist es erforderlich, den Argumenten des Antragstellers schon jetzt zu begegnen. Es ist zwar möglich, dass der Antrag schon aus formellen Gründen abgelehnt werden kann. Es erscheint jedoch zweckmäßig, diese formellen Gründe durch sachliche Erwägungen zu unterstützen.[328]".

Die Fakultät wollte nicht nachgeben und bemühte sich erneut um Gutachten zur Untermauerung ihrer Position. Drei Ordinarien für Pathologie wurden befragt[329], die sich zur Frage einer ordentlichen Professur entweder zustimmend (Gruber, Göttingen), ablehnend (Leupold, Köln) oder indifferent verhielten (Dietrich, Stuttgart). Dekan Bürger-Prinz daraufhin an Krauspe: „Verzeihen Sie den 'Bumerang'. Sie werden ersehen, dass man aus den drei neuerlichen Gutachten ... alles und nichts machen kann. Ich bin im Grunde der Meinung, dass die Fakultät bei ihrer früheren Auffassung bleiben sollte, möchte aber gern Ihre Meinung noch hören"[330]. Krauspe schloss sich nach Durchsicht der drei Gutachten Bürger-Prinz an[331], worauf dieser am 22.5.1959 die Hochschulabteilung von der unveränderten Auffassung der Fakultät in Kenntnis setzte[332]. Das Personalamt wollte sich selbst ein Bild von den kontroversen Positionen machen und forderte die der Fakultät vorliegenden Gutachten an[333]. Was genau das Personalamt zu diesem unge-

---

328. Ebenda, Hochschulabteilung an Dekanat, 1.4.1959.
329. Ebenda, Stellungnahmen der Professoren Gruber (Göttingen), 30.4.1959, Leupold (Köln), 30.4.1959 und Dietrich (Stuttgart), 19.5.1959.
330. Ebenda, Dekan an Prof. Krauspe, 19.5.1959.
331. Ebenda, Prof. Krauspe an Dekan, 20.5.1959.
332. Ebenda, Dekan an Hochschulabteilung, 22.5.1959.

wöhnlichen Schritt veranlasste, konnte nicht geklärt werden. Immerhin kamen dem zuständigen Beamten der Hochschulabteilung 11/2 Jahre nach Stellung des Antrages und Zusendung der ersten Gutachten Zweifel, um deren Klärung er die Fakultät vor Weiterleitung der Akten an das Personalamt bat:

„Zuvor möchte ich jedoch noch auf einige Gesichtspunkte kommen, die mir beim Studium der Akten aufgefallen sind: Das Endergebnis, dass Herr Professor Dr. Wohlwill auch bei Fortbestand der demokratischen Staatsform kein Ordinariat bekommen hätte, wird immerhin von zwei namhaften Vertretern der klinischen Medizin nämlich Herrn Professor Nauck und Herrn Professor Bock, anders beurteilt"[334].

Die Antwort des Dekans Bürger-Prinz findet sich als Aktennotiz der Hochschulabteilung:

„Herr Professor Bürger-Prinz unterrichtete mich davon, dass Herr Professor Nauck seine damalige schriftliche Äusserung in einem mündlichen Gespräch erheblich eingeschränkt habe. Es bliebe also nur noch das Zeugnis von Herrn Professor Bock, das aber offenbar weitgehend durch die Erinnerung an einen ehemaligen Lehrer bestimmt worden sei"[335].

Abgesehen davon, dass in der Fakultätssitzung vom 12.11.1958 die Stellungnahme von Prof. Nauck als *schriftlich* vorliegend bezeichnet wurde (in den Akten aber nicht auffindbar ist), fällt auch hier wieder die völlige Nichtberücksichtigung der gutachterlichen Äußerungen der Patho-

333. Ebenda, Hochschulabteilung an Dekanat, 30.6.1959.
334. Ebenda.
335. Ebenda, Aktennotiz der Hochschulabteilung, 7.7.1959.

logen Hallervorden und Froboese auf. Die seitens der Familie präsentierten Gutachter waren der Fakultät offensichtlich nicht der Rede wert.

Am 23. Juni 1960 schloss die Familie Wohlwill mit dem Senat der Freien und Hansestadt Hamburg einen Vergleich:

„1. Die Antragspartei sieht den diesem Wiedergutmachungsverfahren zugrundeliegenden Antrag auf Zuerkennung der Rechtsstellung eines emeritierten Ordentlichen Professors mit der folgenden Regelung als erledigt an.

2. Das Personalamt unterstellt, dass der Antragsteller aus seinem Dienstverhältnis als Leitender Oberarzt bei der Gesundheitsbehörde Hamburg zum 1.4.1938 auf einen außerordentlichen Lehrstuhl der Besoldungsgruppe H2 bei der Universität berufen ... und nach Vollendung des 68. Lebensjahres emeritiert worden wäre"[336].

Mit dieser Vereinbarung wurde Prof. Wohlwills Antrag zwar nicht entsprochen, jedoch eine Lehrstuhl-Qualifikation unterstellt und eine entsprechende Entschädigung zugestanden. Trotzdem bleibt die schwer verständliche Verweigerung der Medizinischen Fakultät bestehen, einen vertriebenen Hochschullehrer zu rehabilitieren.

Das AK St. Georg erinnerte an seinen früheren Prosektor in der Festschrift von 1948, im Anschluß an einen Satz über Jacobsthal und mit einem Fehler bezüglich des Ordinariats in Lissabon:

„... desgleichen (emigrierte) Prof. Wohlwill, Nachfolger von Prof. Simmonds als Prosektor unseres Krankenhauses, ein anerkannter Fachmann auf dem

---

336. Ebenda, Vergleich zwischen der Freien und Hansestadt Hamburg und den Erben Prof. Wohlwills, 23.6.1960.

Gebiet der Neurohistologie. Er wandte sich nach Lissabon, wo er sich eine so angesehene Stellung zu verschaffen wusste, dass er im Jahre 1946 einen Ruf als Ordinarius an die dortige Universität erhielt. Wegen seiner bereits beschlossenen Übersiedlung nach Amerika konnte er den Ruf nicht annehmen"[337]

.

337. Festschrift 1948, S. 41.

3. Die Entwicklung der St. Georger Ärzteschaft nach 1933

3.1 Einleitung

Zumindest äußerlich verlief die innerhalb weniger Wochen stattfindende Kündigung eines Fünftels der St.Georger Ärzteschaft reibungslos. In den durchgesehenen Generalakten aus dem Büro des Senators für die Innere Verwaltung, des Staatsamtes und der Personalabteilung der Senatskanzlei findet sich kein Hinweis auf Widerstand oder Widerspruch seitens des Krankenhauses oder einzelner Mitarbeiter. Da auch vergleichsweise banale Ereignisse aus allen Bereichen der Hamburgischen Verwaltung in den Aktenbeständen dokumentiert worden sind, kann davon ausgegangen werden, dass keinerlei Aufbegehren stattgefunden hat[338].

---

338. Vgl. hierzu: StA HH, Innere Verwaltung -113-2: Akte AII13, Monatliche Kurzberichte der Behörden der Innerer. Verwaltung. - Akte AII23, Vierteljährliche Meldungen der Behörden der Inneren Verwaltung über Betätigung ihres gesamten Pesonals für die NSDAP, deren Gliederungen usw. - Akte IV l, Schriftwechsel mit der Gesundheits- und Fürsorgebehörde (inkl. Personalangelegenheiten). StA HH, Innere Verwaltung-Staatsamt - 131-6: Akte 46, Bd. 1/2/3, Allgemeines Gesundheitswesen. - Akte 47, Staatliche Krankenanstalten. StAHH, Senatskanzlei-Personalabteilung I - 131-10¹: Akte 1935 Ja 10, Ernennung und Entlassung von Beamten. - Akten 1931 Ja 19 o und 1934 Ja 28, Begründung, Veränderung und Beendigung des Beamtenverhältnisses von Lehrpersonen. - Akten 1935 Ma 12, 7 und 1934 Ma 3/11, Begründung und Beendigung des Angestelltenverhältnisses, Dienststrafen. StAHH, Senatskanzlei-Personalabteilung II -131-10¹. Akte 1, Kurzberichte über die wichtigsten Eingänge beim Hauptverwaltungsamt. - Akte 36, Einstellung, Weiterbeschäftigung, Vermittlung und Versetzung. - Akten 93, 94 u. 95, Disziplinar- u. Beschwerdesachen, Klagen gegen den Staat. - Akte 372, Akteneinsichtnahme der Dienststellen der NSDAP und ihrer Organe 34-43. - Akten 625 u. 626, Einzelheiten der Stellenbesetzung Allgem. Krhs. St. Georg 1933-1945.

In anderen deutschen Kliniken hat es vereinzelt Widerspruch gegeben, so beispielsweise an der Berliner Charite. Rudolf Nissen, Vertreter seines abwesenden Chefs Sauerbruch, wurde von der Klinikverwaltung gebeten, den „nicht-arischen" Kollegen den Rücktritt von ihren Stellungen nahe zu legen. Nissen antwortete, dass er der erste sei, „der für diesen Akt der 'freiwilligen' Elimination in Betracht käme" und verließ am folgenden Tag Deutschland[339]. In einem Brief an Sauerbruch erklärte er, dass er keine Sonderbehandlung auf Grund seiner Stellung oder des Einflusses von Sauerbruch wünsche, und führte aus: „Alles tritt in den Hintergrund gegenüber der schmutzigen Beleidigung des persönlichen Ehrgefühls. Sie wissen, dass ich den Ehrbegriff nicht vom Standpunkt des Bierkomments aus beurteile. Vielleicht darum habe ich mir das Augenmaß gewahrt für das, was wirklich ehrenkränkend ist. Ich fühle mich auch persönlich getroffen durch eine enorme Herabsetzung, die nicht nur von der Masse als selbstverständlich nachgesprochen wird, sondern auch von der Schicht Menschen, die durch ihre Bildung und erarbeitete Lebenserfahrung in meinem Berufskreis liegt"[340].

Auch an den medizinischen Fakultäten in Halle, Düsseldorf[341] und Heidelberg[342] setzten sich „arische" Mediziner für ihre verfolgten Kollegen ein. Insgesamt handelte es sich hierbei um Ausnahmen, wie Hans-Peter Kröner feststellt:

---

339. Kröner 1989, S. 9.
340. Ebenda.
341. Kudlien, F.: Ärzte im Nationalsozialismus. Köln 1985, S. 83.
342. Vezina, B.: Die „Gleichschaltung" der Universität Heidelberg im Zuge der nationalsozialistischen Machtergreifung. Heidelberg 1982, S. 28 und S. 35.

„Erschreckend war, wie stillschweigend sich dieser Ausschließungsprozeß vollzog, wie wenig Protest es, von einigen couragierten Ausnahmen abgesehen, auf Seiten der Ärzteschaft gab. Der Terror allein kann nicht - vor allem in der Anfangsphase - als ausreichende Erklärung dienen, da die wenigen Proteste ohne persönliche Folgen für die Protestierenden blieben. Wirtschaftliche Gründe wie die Ausschaltung einer erfolgreichen Konkurrenz verbunden mit einem weitverbreiteten, rassenbiologisch begründetem Antisemitismus innerhalb der Ärzteschaft vermögen da schon eher die allgemeine Indifferenz zu erklären. Für letzteres spricht auch der unproportional hohe Organisationsgrad von Ärzten in NS-Organisationen wie SA und SS, oder, vor 1933, ein entsprechendes Engagement in antisemitischen Vereinigungen wie zum Beispiel dem 'Deutschvölkischen Schutz- und Trutzbund!'"[343]

3.2 Konflikte zwischen Gesundheitsbehörde und Krankenhaus

Verlief auch die Entlassung der jüdischen Ärzte im Sinne der neuen Machthaber problemlos, so war das AK St.Georg zumindest in den ersten Jahren nach 1933 kein nationalsozialistischer Musterbetrieb. Hierauf deuten erhaltene Briefwechsel zwischen Innensenator, dem Krankenhaus und dem Hamburger „Ärzteschaftsführer" Holzmann hin. In einem Schreiben an die Gesundheits- und

---

343. Kröner H.P.: Die Emigration von Medizinern unter dem Nationalsozialismus. Köln 1989, S. 40. In: Bleker, J. u. Jachertz, N. (Hg.): Medizin im Dritten Reich. Köln 1989, S. 38-46.

Fürsorgebehörde vom 12.02.1936 beklagte sich der damalige Senator der Inneren Verwaltung über die fehlende Gesinnung der Ärzteschaft des AK St.Georg:: „Wie ich höre, hat vorgestern im Gemeinschaftsraum des AK St.Georg eine Betriebsversammlung stattgefunden, bei der Standartenführer P. G. OESER gesprochen hat. Von der gesamten Ärzteschaft soll nur ein Medizinalpraktikant anwesend gewesen sein. P. G. OESER ist hierüber um so mehr verstimmt, als er einerseits selbst Akademiker ist und andererseits am 3. und 4. April d. J. die Wahlen zum Vertrauensrat stattfinden, die auch die Ärzteschaft angehen. Ich ersuche, mir über die Angelegenheit alsbald zu berichten"[344.]

Daraufhin mahnte der damalige Präsident der Gesundheits- und Fürsorgebehörde, Ofterdinger, die Ärzte des Krankenhauses an, „Betriebsversammlungen künftig reger zu besuchen und der Gefolgschaft des Krankenhauses auch in dieser Hinsicht Vorbild zu sein"[345.]

Im März 1936 klagte Holzmann erneut über die Ärzteschaft des AK St.Georg:

„Trotz eindringlichster Bemühungen ist es mir in der Kampfzeit nicht gelungen, einen nationalsozialistischen Vertrauten im Krankenhaus zu gewinnen. Die Sache ging soweit, dass bis zur Machtübernahme kein einziger Assistent oder Oberarzt oder Praktikant des St.Georger Krankenhauses auch nur wagte, das Mitteilungsblatt der nationalsozialistischen Ärzte Hamburg im Krankenhaus zu verteilen. Ich musste mich stets auf zwei Krankenschwestern verlassen,

---

344. STA HH, Innere Verwaltung - 113-2, Akte A IVc, Senator Richter an Gesundheitsbehörde, 12.2.1936.
345. Ebenda, Senator Richter an Apotheker Oeser, 8.4.1936.

die den 'ungeheuerlichen Mut' hatten, mein Blatt anzufassen oder es unter die Türen der Ärztezimmer zu schieben oder heimlich auf den Tisch zu legen. Bis heute hat sich in dem Vertrauensverhältnis der nationalsozialistischen Ärzte zu dem ärztlichen Personal im St. Georger Krankenhaus nichts wesentliches geändert. Ein Arzt, der restlos das Vertrauen der nationalsozialistischen Ärzteschaft besitzt und sich ebenso einsetzt für den nationalsozialistischen Gedanken ist in St.Georg noch heute nicht aufgetaucht. Es ist unbedingt notwendig, dass nun endlich einmal ein enger Mitarbeiter der nationalsozialistischen Ärzteschaft in eine etwas einflussreiche Stellung ins St.Georger Krankenhaus kommt, der engere Verbindungen knüpfen lässt zwischen mir und meinen nationalsozialistischen ärztlichen Mitarbeitern. Dafür ist jetzt Gelegenheit gegeben"[346.]

Holzmann versuchte Einfluss auf die Neubesetzung der Leitung der Chirurgischen Poliklinik zu nehmen, in dem er einen NS-Kandidaten empfahl („hat stets glatt in unserer Linie gearbeitet"). Der Erfolg stellte sich allerdings erst im Juni 1936 ein[347.] Hinweise auf eine Art Korpsgeist ergeben sich aus den vergleichsweise milden Folgen einer Denunziation des chirurgischen Assistenten Blekmann durch einen (ärztlichen) SS-Standartenführer. Blekmann soll sich während einer Wehrübung abfällig über Hitler und die NSDAP geäußert haben. Ein anwesender SS-Arzt beschwerte sich bei der Hamburger NSDAP-Gauleitung über Blekmann. Offenbar durch Fürsprache seines Chefs

---

346. STA HH, Innere Verwaltung - 113-2, Akte A IVc, Holzmann an Richter, 3.3.1936.
347. Ebenda, Anweisung von Richter an Ofterdinger bzgl. Einstellung Dr. Laesecke, 5.6.1936.

Tschmarke kam Blekmann mit einem „strengen Verweis" davon[348].

3.3 Ärztliche Mitglieder in NS-Organisationen

Der Versuch, näheren Aufschluss über den NS-Organisationsgrad der Ärzteschaft des AK St.Georg zu erhalten, war nur bedingt erfolgreich. So gibt es in den durchgesehenen Unterlagen keine Hinweise auf den Anteil der NSDAP-Mitglieder unter den Assistenz- und Volontärärzten. Eine „Liste der zugelassenen Ärzte des Amtes für Volksgesundheit"[349] führt 41 St.Georger Assistenten auf unter den 294 Hamburger Assistenzärzten, die Mitglieder dieser Organisation waren. Damit waren praktisch alle Assistenten des AK St.Georg[350] für das Amts für Volksgesundheit tätig, eine gleichzeitige NSDAP-Mitgliedschaft

348. Vorfall rekonstruiert nach: StA HH, Senatskanzlei-Personalabteilung I - 131-10¹, Akte 1935 Mal2/7, Erteilung eines strengen Verweises an den Assistenzarzt Dr. med. Blekmann wg. abfälliger Äußerungen gegenüber einem SS-Sturmbannführer.

349. Hierbei handelte es sich um eine Institution der NSDAP, der „die Gesundheitsführung mit der Aufgabe oblag, alle Heilberufe zu vereinen und in den Dienst der nationalsozialistischen Gesundheitspolitik zu stellen sowie volksgesundheitliche Weisungen heraus zugeben, die für sämtliche Parteigliederungen - mit Ausnahme von SA und SS - verbindlich sein sollten. Außerdem hatte es die Parteileitung bei Gesetzesvorlagen, die Volksgesundheit betrafen, zu beraten und die Verbindung zwischen Partei und Staat aufrechtzuerhalten." (Kudlien 1985, S. 118). Die konkreten Aufgaben der lokalen Ämter und ihrer „zugelassenen" Ärzte waren bislang noch nicht Gegenstand der Forschung.

350. STA HH, Senatskanzlei-Personalabteilung II - 131-10¹¹, Akte 626, Gesundheitsverwaltung an die Gemeindeverwaltung der Hansestadt Hamburg, 1.2.1938. In dem Schreiben wird eine Gesamtzahl von 41 Assistenz- u. Volontärärzten am AK St.Georg genannt.

ergibt sich daraus aber nicht: von den 345 Hamburger Ärzten, die 1936 Mitglied der NSDAP waren, waren nur 162 Mediziner in Krankenhäusern oder Institutionen tätig, bei insgesamt 247 angestellt tätigen Assistenz- und Volontärärzten in der Hansestadt [351.]

Ein Hinweis auf die politische Belastung der St.Georger Assistentenschaft ergibt sich aus einem Brief Wolffsons an Lippmann vom 16.6.1946, demzufolge nach der NS-Kapitulation „viele Assistenten" am AK St.Georg von der Militärregierung entlassen worden sind[352.]

Bei den Leitenden Ärzten (ab ca. 1944 auch Chefärzte genannt) lassen sich die Verhältnisse besser rekonstruieren: Mit einer Ausnahme waren alle Abteilungsvorsteher, die den entlassenen jüdischen Ärzte folgten, Mitglied der NSDAP oder anderer NS-Organisationen[353.] Der Status der bei NS-Machtübernahme bereits tätigen und nicht von Entlassung bedrohten Abteilungsleiter ließ sich nur teilweise aufklären:

Prof. Ringel, Leitender Arzt der I.Chirurgischen Abteilung von 1914 bis zu seinem Todesjahr 1934, gehörte ausweislich seiner Personalakte, keiner NS-Gruppierung an[354.]

---

351. Hadrich: Die Hamburger Ärzteschaft im Spiegel der Statistik. Ärzteblatt für Hamburg und Schleswig-Holstein, 48(1936), S. 584-586.
352. STA HH, Familienarchiv Lippmann - 622-1, B5, Korrespondenz, Wolffson an Lippmann, 16.6.1946.
353. Vgl. dazu die folgenden Kapitel über Josef Heine und Hans-Herrmann Bennhold. – Max Schmidt, Nachfolger Arthur Seefelds, musste auf Grund seiner NS-Belastung 1945 ebenso wie Alfred Lauer (Nachfolger v. Jacobsthal, beteiligt an Erbgesundheitsgutachten) das AK St. Georg verlassen (persönl. Mitteilung Dr. Haack 1992). Vgl. außerdem: StA HH, Familienarchiv Lippmann - 622-1, B5, Korrespondenz, Wolffson an Lippmann, 16.6.1946.
354. STA HH, Gesundheitsverwaltung-Personalakten - 352-10, Akte 144, Ringel, Tom.

Hermann Holthusen, Leitender Arzt des Strahleninstituts seit 1926, trat erst 1937 dem Nationalsozialistischem Dozentenbund bei, er wurde durch die Militärregierung im November 1946 entnazifiziert[355].

Prof. Reinhard, Leiter der Krankenpflegeschule seit 1921 und Oberarzt der Chirurgischen Poliklinik seit 1922, wurde im Mai 1933 NSDAP-Mitglied; die Militärregierung kündigte ihm deshalb im Juni 1945. Sein Einspruch hatte jedoch Erfolg, er war seit Mai 1947 wieder im Krankenhaus tätig[356].

Prof. Ritter, Leiter der Dermatologischen Abteilung seit 1924, wurde 1933 NSDAP Mitglied und trat im Dezember 1945 in den (planmäßigen?) Ruhestand[357].

Prof. Römer, Leitender Arzt der II. Medizinischen Abteilung seit 1932, verließ Hamburg 1934 Richtung Stuttgart und gehörte in Hamburg keiner NS-Organisation an[358].

Prof. Pette, Leitender Arzt der Neurologischen Abteilung von 1930 bis 1934, trat im Mai 1933 in die NSDAP ein[359].

---

355. Rekonstruiert nach: StA HH, Gesundheitsverwaltung-Personalakten - 352-10, Akte 380, Holthusen, Herrmann.
356. Rekonstruiert nach: ebenda, Akte 358, Reinhard, Wilhelm.
357. Rekonstruiert nach: StA HH, Hochschulwesen - Dozenten- und Personalakten IV - 361-6, Akte I 342 und: STA HH, Staatsverwaltung-Allgemeine Abteilung - 113-5, Akte B V 92b UA 99, Ritter, Hans.
358. Rekonstruiert nach: StA HH, Gesundheitsverwaltung-Personalakten - 352-10, Akte 234, Römer, Karl Gotthilf.
359. Zitiert nach: van den Bussche 1989, S. 78, Kurzlebenslauf Heinrich Pette.

Prof. Seitz, Leitender Arzt der Gynäkologisch-Geburtshilflichen Abteilung seit 1930[360], wurde 1945 u.a. aufgrund seiner Beteiligung an Zwangssterilisationen von der britischen Militärregierung entlassen. Ob und wann Seitz Mitglied einer NS-Organisation wurde, konnte nicht ermittelt werden[361].

Prof. Dr. Roosen-Runge, Leitender Arzt der Kinderabteilung von 1915 bis zur planmäßigen Pensionierung im Oktober 1945, war niemals Mitglied einer NS-Organisation[362].

Prof. Reinecke, Leitender Arzt der II.Chirurgischen Abteilung seit 1921 (Hegler-Nachfolger 1943) und planmäßig in den Ruhestand getreten im September 1947, trat 1938 dem NS Studentenbund bei[363].

Prof. Kümmell, Leitender Arzt der Augen-Abteilung seit 1920[364], wurde 1945 von der Militärregierung gekündigt[365]. Der Zeitpunkt des Eintritts in eine NS-Organisation konnte nicht ermittelt werden.

Prof. Hamel, Leitender Arzt der Abteilung für Physikalische Therapie seit 1913, musste 1945 in den Ruhestand treten, obwohl „ganz Antinazi, aber mit Volkspartei 1933 eingetreten"[366].

---

360. Festschrift 1948, S. 46.
361. STA HH, Familienarchiv Lippmann - 622-1, B5, Korrespondenz, Wolffson an Lippmann, 16.6.1946.
362. Rekonstruiert nach: StA HH, Gesundheitsverwaltung-Personalakten - 352-10, Akte 357, Roosen-Runge, Caesar Eduard.
363. Rekonstruiert nach: StA HH, Hochschulwesen - Dozenten- und Personalakten - 361-6, Akte 1337, Band 2, Reinecke, Rudolf.
364. Festschrift 1948, S. 46.
365. STA HH, Familienarchiv Lippmann - 622-1, B5, Korrespondenz, Wolffson an Lippmann, 16.6.1946.
366. Ebenda, Korrespondenz, Wolffson an Lippmann, 16.6.1946.

Über Prof. Hegener (Leitender Arzt der HNO-Abteilung von 1918 bis 1935) konnte nichts in Erfahrung gebracht werden. Zu Carl Hegler vgl. Kapitel 3.3, vorweggenommen sei nur, dass Hegler 1933 keiner NS-Gruppierung angehörte. Fast alle im Mai 1945 tätigen Chefärzte, die nach 1933 berufen worden waren, wurden von der Militärregierung entlassen. Es handelte sich um Prof. Mumme[367,] Chefarzt der Medizinischen Poliklinik, Dr. Laesecke[368], Leitender Arzt der Chirurgischen Poliklinik, Prof. Rollin[369], Chefarzt der HNO-Abteilung und Prof. Budelmann[370], Chefarzt der II. Medizinischen Abteilung. Ausgenommen waren Josef Heine und Hermann Holthusen. Der Status von Dr. Hans-Robert Müller, Chefarzt der Neurologischen Abteilung von 1935 „bis 1946 und 1947" [371] konnte auf Grund fehlender Akten nicht geklärt werden.

Nachfolgend wird auf Carl Hegler, Josef Heine und Hans Herrmann Bennhold ausführlicher eingegangen. Laut Aussagen verschiedener Zeitzeugen[372] waren Carl Hegler und Josef Heine während der NS-Herrschaft die herausragenden Persönlichkeiten der St.Georger Ärzteschaft. Hegler, Nachfolger Denekes als ärztlicher Direktor, konnte bei Machtergreifung der Nationalsozialisten auf seiner Position verbleiben, er verstarb 1943. Heine, Nachfolger Wohlwills, war einer der wenigen leitenden Ärzte, denen 1945 von der Militärregierung nicht gekündigt worden ist. Im

---

367. Ebenda.
368. Persönliche Mitteilung Dr. E. Haack 1992 (im folgenden: Haack 1992).
369. STA HH, Hochschulwesen - Dozenten- und Personalakten - 361-6 , Akte IV, Rollin, Heinz.
370. Haack 1992.
371. Festschrift 1948, S. 46.
372. Vgl. hierzu Fußnote 32.

Fall Hans Herrmann Bennhold belegen die vorgefundenen Dokumente dessen Karrieresprung aufgrund seiner Zuwendung zum Nationalsozialismus.

3.4 Carl Hegler

Carl Hegler wurde am 11.8.1878 in Stuttgart geboren, studierte Medizin in München und Tübingen, wo er auch 1902 sein Staats- und Promotionsexamen absolvierte. Hegler war als Assistent in der Pathologie und der Inneren Medizin in Tübingen, Nürnberg und am Allgemeinen Krankenhaus Eppendorf tätig, bevor er vom Oktober 1913 bis zum Kriegsausbruch 1914 eine Anstellung als Oberarzt der I. Medizinischen Abteilung im Allgemeinen Krankenhaus Eppendorf erhielt. Während des 1.Weltkrieges wurde Hegler als „beratender Hygieniker und Kliniker" an der sogenannten Suez-Sinai-Front eingesetzt. Im Mai 1919 folgte die Berufung zum a.o. Professor für Innere Medizin an der neugegründeten Medizinischen Fakultät Hamburg, im Herbst des gleichen Jahres die Ernennung zum Leitenden Arzt der II. Medizinischen Abteilung am AK St. Georg. Hegler wurde 1926 als Nachfolger von Theodor Deneke Ärztlicher Direktor des Allgemeinen Krankenhauses St.Georg und zugleich Leitender Arzt der I. Medizinischen (= Direktional-) Abteilung. Er verblieb auf dieser Position bis zu seinem Tod im November 1943. Heglers Forschungsschwerpunkte waren Infektionskrankeiten - er war Mitherausgeber des damaligen Standardwerks „Handbuch der Infektionskrankheiten" - und die klinische Erprobung von Antibiotika, hierbei insbesondere der neuentwickelten Sulfonamide. Hegler war Mitglied der Deutschen Volkspartei von 1923 bis 1931[373].

Laut Aussage von Zeitzeugen wurde das allgemeine Klima am AK St.Georg maßgeblich durch Carl Hegler geprägt.

Hegler soll sich auch in den Wochen der NS-„Machtergreifung" und der damit verbundenen Vertreibung der jüdischen Ärzte diesen gegenüber loyal und kollegial verhalten haben[374]. Beleg hierfür ist das ausführliche Empfehlungsschreiben Heglers für Erwin Jacobsthal vom 11.7.1933, gerichtet an das Bakteriologische Institut der Universität Jerusalem und verbunden mit einen 2 ½seitigen Zeugnis, sowie Heglers Schreiben an Arthur Lippmann vom 10.11.1938 (vgl. Abschnitte 2.4 und 2.9.3). Die Entlassung von Friedrich Wohlwill soll Hegler sehr nahe gegangen sein[375].

Im Oktober 1936 verlangte der Senator der Inneren Verwaltung von allen ihm unterstellten Behörden Angaben zur Parteitätigkeit der Beamten[376]. Die Gesundheits- und Fürsorgebehörde bat daraufhin das AK St.Georg unter Zusendung eines Fragebogenvordrucks um eine „Auflistung der im Gesundheitswesen tätigen Beamten, die für die Partei tätig sind", verbunden mit persönlichen Stellungnahmen der genannten Personen[377]. Hegler äußerte sich vergleichsweise zurückhaltend:

„Vorträge in Ortsgruppen der NSDAP, Mitarbeit im NSDÄB, Vorträge im Luftschutzbund, Betriebsführer des AK St.Georg"[378.]

---

373. Rekonstruiert nach: StA HH, Hochschulwesen - Dozenten- und Personalakten - 361-6, Akte I 210, Hegler, Carl.

374. Persönliche Mitteilung Prof. Selberg 1992. Im folgenden: Selberg 1992.

375. Persönliche Mitteilung Prof. Schmidt, 2.4.1992. Im folgenden: Schmidt 1992.

376. STA HH, Innere Verwaltung - 113-2, Akte A II 23, Senator Richter an alle Behörden, 4.10.1936.

377. Ebenda, Gesundheits- und Fürsorgebehörde an das AK St.Georg, 30. 10.1936.

Dem späteren Direktor des Städtischen Krankenhauses Hanau, Werner Schmidt, wurde von den Nationalsozialisten als sogenannter Halbjude verwehrt, an einem Krankenhaus tätig zu werden – auch nicht als unbezahlter Volontärarzt. Carl Hegler schuf 1940 zusammen mit Josef Heine für Werner Schmidt am Pathologischen Institut des Allgemeinen Krankenhauses eine Promotionsstelle[379]. Professor Schmidt bezeichnete Hegler als Demokraten[380]. Carl Hegler ist es auch zu verdanken sein, dass das heute noch erhaltene bronzene Reliefbildnis des berühmten jüdischen Pathologen Morris Simmonds nach der 1933 angeordneten Entfernung vom Eingang des Pathologischen Instituts nicht eingeschmolzen wurde. Als Vorwand soll er auf mögliche Besuche und Anfragen von ausländischen Besuchern verwiesen haben[381]. Das Bildnis befindet sich heute wieder über dem Institutseingang.

3.5 Josef Heine

Josef Heine wurde am 10.5.1895 in Ellwangen geboren, studierte in Tübingen und Dresden Medizin von 1913 bis 1914 und von 1918 bis 1920. Es folgten Assistenzarztjahre in Dresden unter Schmorl und in Rostock, wo er sich 1925 habilitierte. Im Jahre 1927 wurde er Leiter des Pathologischen Instituts am Paulun-Hospitals der deutschsprachigen Tung-Chi-Universität in Shanghai. Heine hatte diese Position bis 1930 inne, um, nach einer ausgedehnten See-

378. Ebenda, Liste 2, AK St. Georg, 6. 11. 36.
379. Vgl. hierzu: Schmidt,W.: Leben an Grenzen. Zürich 1989, S. 85 ff. Im folgenden: Schmidt 1989.
380. Schmidt 1992.
381. Ebenda.

reise, in Rostock eine Stelle als Oberarzt an die Universitäts-Pathologie anzunehmen. Am 1.Dezember 1933 wurde Heine in Nachfolge von Prof. Wohlwill zum Leiter des Pathologischen Instituts in St.Georg ernannt und übte diese Tätigkeit bis zu seiner Pensionierung am 31.Januar 1962 aus. Heine verstarb am 16.9.66[382.] Selberg schrieb in seinem Nekrolog über den Menschen Heine: „Als Junggeselle konnte er es sich erlauben, als Bedingung für seine Hamburger Anstellung sich schriftlich bestätigen zu lassen, niemals einer politischen Organisation beitreten zu müssen. Seine in jeder Beziehung peinlich gehütete Unabhängigkeit ermöglichte ihm ein unparteiisches Urteil in beruflichen wie menschlichen Dingen. Als Vorgesetzter versprach er nichts und hielt alles. Anhänglichkeit und Treue kennzeichneten seine Beziehungen zu seinen früheren Mitarbeitern im In- und Auslande.... Kürzer als 11 Stunden am Tage war Heine wohl nie im Institut; kam er einmal im Jahr morgens später, so entschuldigte er sich bei seinen jüngeren Mitarbeitern. Chefallüren waren ihm unbekannt. 'Man muss seine Grenzen kennen,' bedeutete er jedem, den der Ehrgeiz zu sehr ritt, und das bezog er auch auf sich selbst, wenn sein Streben nach einem Lehrstuhl zur Frage stand und von ihm verneint wurde. ...Seine berufliche Befähigung und seine menschlichen Eigenschaften verschafften Heine eine einzigartige Stellung im Kollegium der Chefärzte des Allgemeinen Krankenhauses St.Georg wie auch im Kreise der

---

382. Lebenslauf rekonstruiert nach: Selberg, W.: Josef Heine. Sonderdruck aus Verhandlungen der Deutschen Gesellschaft für Pathologie, 51. Tagung, 25.-29. 4.1967 in Göttingen. Stuttgart 1967, S. 436-440. Im folgenden: Selberg 1967.

Hamburger Prosektoren. Jeder, der Heine näher kennen lernte, war durch seine einzigartige Menschlichkeit gefesselt. Die Kräfte dazu waren ihm gleicherweise in die Wiege gegeben und durch eigenes Zutun vermehrt worden. Viele Jahre waren die Schriften der deutschen Philosophen seine Hauptlektüre. Schweigsam wie er war, verlor er niemals ein Wort darüber; aber er handelte danach. Die Jagd des modernen Großstadtmenschen war ihm unbekannt. In seinem gemütlichen Heim in Alsterdorf gab es weder Telefon noch eine Tageszeitung, doch kannte Heine die Welt besser als die meisten seiner Mitmenschen. Er dachte in großen Zeiträumen, nicht in Tagen, sondern in Jahren, ja in Jahrzehnten"[383.]

Heine war „naturgemäß kein Freund des Dritten Reiches"[384]. Bereits im ersten Halbjahr seiner Tätigkeit erregte Heine im St.Georger Ärztekasino Aufsehen mit seiner öffentlichen Feststellung, dass Hitler durch eine Kugel ums Leben kommen würde, die entweder durch eigene oder fremde Hand abgefeuert werde. Im engeren Kreis charakterisierte er Hitler mehrmals als einen Menschen mit einer schizoiden Psychopathie[385]. Die 1936 auch von ihm als Beamten verlangte persönliche Stellungnahme zu seiner Tätigkeit für die Partei gab er folgerichtig nicht ab[386]. Bei Ausbruch des Krieges bezeichnete Heine diesen - ebenfalls öffentlich in der klinisch-pathologischen Konferenz - als mit Beginn bereits verloren[387]. Bezeugt wird auch ein Wortwechsel zwischen Heine und dem Chef der I. Chirur-

---

383. Selberg 1967, S.438.
384. Ebenda.
385. Selberg 1992.
386. STA HH, Innere Verwaltung -113-2, Akte AII23, Liste 2 (AK St. Georg), 6. 11.1936.
387. Selberg 1992.

gischen Abteilung aus dem Jahre 1941, in dem Heine die vertriebenen jüdischen Kollegen gegen „Angriffe in Stürmer-Manier" verteidigte[388]. Der sogenannte Hitlergruß war im Pathologischen Institut unüblich[389].

Bis Kriegsausbruch hielt Heine engen Kontakt zu Friedrich Wohlwill,

„besuchte und begleitete seinen Vorgänger... regelmäßig bis zu dessen Abreise nach Lissabon und hielt durch wiederholte Seereisen dorthin seine Verbindung mit Wohlwill ... aufrecht. Alljährlich versorgte er Wohlwill mit Untersuchungsgut aus St.Georg, um ihm die Kontinuität seiner in Hamburg begonnenen Arbeiten zu ermöglichen"[390.]

Diese Reisen waren im Institut allgemein bekannt[391]. Zur Verdeutlichung des Risikos, dass Heine mit diesen Besuchen einging, sei auf den Internisten und späteren Hamburger Ordinarius Arthur Jores verwiesen, der 1936 seine Lehrbefugnis an der Rostocker Universität verlor, weil er seinem früheren jüdischem Lehrer Leopold Lichtwitz ein von ihm verfasstes Buch mit Widmung nach New York geschickt hatte[392]. Ein hohes Maß an Zivilcourage bewies Heine, als er im Sommer 1940 im Einvernehmen mit Carl Hegler die Beschäftigung des als sogenannter Halbjude von Verfolgung bedrohten Werner Schmidt an seinem Pathologischen Institut durchsetzte. Schmidt konnte dort im Herbst 1941 seine Dissertation abschließen. Heine bemühte sich nun mit mehreren Schreiben an die Medizinische Fakultät der Universität Gießen um die Annahme

---

388. Schmidt 1992.
389. Selberg 1992.
390. Selberg 1967, S. 437.
391. Selberg 1992.
392. Van den Bussche 1989, S. 423.

der Schmidtschen Arbeit. In späteren Jahren schrieb Heine dazu:

„Dass ich Sie während des Krieges bei mir behalten habe, war eine Selbstverständlichkeit. Ich hätte ja vor mir selbst ausspucken müssen, wenn ich es nicht getan hätte"[393.]

Der auf Grund eines jüdischen Großelternteils ebenfalls bedrohte Helmut Koch bewarb sich im Jahre 1940 „bewusst im Pathologischen Institut um eine Volontärarztstelle, da ich dort aus der Schusslinie gewesen bin. Das Institut kam mir wie eine Oase vor. Heine wusste genau Bescheid und hat mich sehr wohlwollend behandelt"[394.]

Josef Heine gehörte zu den wenigen leitenden Ärzte des AK St.Georg, die nach dem Zusammenbruch des NS-Regimes auf ihrer Position verbleiben konnten.

3.6 Hans Hermann Bennhold

In Kontrast zu Josef Heine steht der Werdegang von Hans Hermann Bennhold, der - nach einem kurzen Intermezzo Carl Mummes - 1934 zum Leitenden Arzt der II. Medizinischen Abteilung und der Medizinischen Poliklinik des AK St.Georg ernannt wurde und damit einer der Nachfolger Arthur Lippmanns wurde. Bennhold, geboren am 1.September 1893 in Freiburg/ Schlesien, studierte - mit Unterbrechung durch den 1.Weltkrieg - in Göttingen, Halle und Freiburg. 1920 wurde er Volontärarzt am AK St.Georg, wechselte 1923 für 2 1/2 Jahre nach München,

---

393. Privatarchiv Prof. Schmidt, Heine an Schmid, 3.5.1965.
394. Persönliche Mitteilung Dr. Helmut Koch, Augenarzt, Hamburg, 25.5.1992.

um 1925 erneut Mitglied des St.Georger Ärztekollegiums in der II. Medizinischen Abteilung zu werden, seit 1926 als Sekundärarzt[395]. Bereits 1921 war Bennhold unter seinem damaligen Vorgesetzten Walter Griesbach an der Entwicklung der Kongorotfärbung von Amyloidablagerungen beteiligt und entdeckte eine Methode zum qualitativen Nachweis von Eiweiß im Urin, die später als Bennholdsche Eiweißprobe bekannt wurde[396]. Nach seiner Rückkehr 1925 war sein Labor im Pharmakologischen Universitätsinstitut des jüdischen Ordinarius Prof. Bornstein untergebracht[397], unter dem er sich auch im Dezember 1931 über die „Vehikelfunktion der Eiweißkörper" habilitierte[398].

Bock schrieb dazu:

„Heute ist es universitätsgeschichtlich nicht uninteressant sich zu erinnern, dass sogar der Einstieg in die akademische Laufbahn von einem Allgemeinen Krankenhaus in Hamburg sich nur schwer vollzog. Da die Möglichkeiten, bei den Internisten in Eppendorf sich zu habilitieren (wo man es - einer vielkolportierten Anekdote nach - als Größenwahn ansah, wenn ein St.Georger Oberarzt träumte, er wäre Medizinalpraktikant in Eppendorf geworden), nicht gegeben waren, sprang der Pharmakologe Arthur Bornstein ein und habilitierte Bennhold für 'klinische Pharmakologie und Therapie' 1931. Damit war die Fakultät einverstanden. Es war dies die erste

395. Rekonstruiert nach: StA HH, Hochschulwesen - Dozenten- und Personalakten - 361-6, Akte 61. Im folgenden: PA Bennhold.
396. Bennhold, H.H: Eindrucksvolle klinische Einzelbeobachtungen als Ausgangspunkt langjähriger Forschungsarbeiten. Medizinische Klinik 50(1955), S. 39-42.
397. Bock, H.E.: Prof. Dr. Hans Herrmann Bennhold zum 80. Geburtstag. Medizinische Welt 36(1973), S. 1341. Im Folgenden: Bock 1973.
398. BOck 1973.

Habilitation für klinische Pharmakologie in Deutschland"[399.]

Die Zusammenarbeit mit jüdischen Kollegen endete 1933 abrupt. Bennhold trat im Oktober 1933 der SA bei, später auch noch weiteren NS-Organisationen[400.] In einem Fragebogen vom 23.6.1938 machte Bennhold folgende Angaben:

„NSDAP - Ja, seit 1.5.1937, Mitglieds-Nr. 4488241, keine Ämter, SA-Sturmbann III, Standarte 15, NS-Dozentenbund, Sanitätssturmfuhrer, I. Sturmbannarzt 111/15, NSV, NS-Ärztebund, NS-Studentenkampfhilfe, Reichsbund der Kinderreichen"[401.]

Bennhold strebte nach seiner Habilitation auch die außerordentliche Professur an der Hansischen Universität an. Möglicherweise in diesem Zusammenhang stellte Bennhold im Jahre 1938 seine nationale und antisemitische Gesinnung in mehreren Schreiben heraus. Seine eigene Zusammenarbeit mit jüdischen Kollegen und Vorgesetzten bis 1933 verschwieg er. In einem Reisebericht für den Rektor der Hansischen Universität, angefertigt nach einem Besuch der Medizinischen Fakultät der Universität Szeged in Ungarn im Mai 1938, heißt es:

„...hatte man doch das sichere Empfinden, dass eine alles zusammenfassende und vor allem alles disziplinierende Partei zur Zeit noch fehlt. ... Auch musste ich feststellen, dass gerade die intellektuellen Berufe stark mit Juden durchsetzt sind. Insbesondere scheint etwa ab 1890 die Verheiratung mit Jüdinnen in Kreisen der Geistesarbeiter geradezu Mode gewesen zu sein. Auch der Adel scheint hierbei keine Aus-

---

399. Ebenda.
400. PA Bennhold, Lebenslauf 29.9.1938.
401. PA Bennhold, Fragebogen der NSDAP-Gauleitung, 23.6.1938.

nahme zu machen. Da gerade in den Tagen meines Aufenthaltes in Ungarn durch den Ministerpräsidenten Daranyi die Judengesetze im Parlament durchgesetzt werden konnten, erfuhr ich in einzelnen Privatgesprächen auch etwas über die Einstellung einzelner nichtjüdischer Professoren zur Judenfrage. Allmählich scheint sich auch in diesen Kreisen eine stark antisemitische Strömung durchzusetzen..."[402.]

Im Juli 1938 machte Bennhold dem Dekanat der Universität ungefragt Mitteilung davon, dass der schwedische Internist Kylin ihn gebeten habe, zusammen mit einem Amerikaner und einem Ungarn ein internationales Archiv für Blut/Eiweiß-Forschung herauszugeben. Weiter heißt es:

„Ich höre nun jedoch eben, dass der von Herrn Kylin bereits zur Mitherausgeberschaft aufgeforderte Ungar Jude ist. Herr Kylin ist mit diesem Ungarn sehr befreundet und wird auf dessen Mitherausgeberschaft den größten Wert legen. Ich bitte nun die Frage zu entscheiden, ob unter diesen Umständen eine Mitherausgeberschaft in Frage kommen kann. Ferner bitte ich die Frage zu klären, ob unter diesen Umständen einem deutschen Verlag die Genehmigung zur Herausgabe eines solchen internationalen wissenschaftlichen Archivs gegeben werden würde.

Schließlich wäre es mir wichtig zu wissen, ob die Mitherausgeberschaft eines Deutschen genehmigt werden würde, wenn das Archiv in einem ausländi-

---

402. PA Bennhold, Bericht über eine Reise an die Medizinische Fakultät der Universität Szeged 9.5.-14.5.1938, gerichtet an den Rektor der Hansischen Universität, 24.6.1938.

schen Verlag erscheint und unter den Mitherausge-bern sich ein jüdischer Wissenschaftler befindet"[403]

Die Hamburger Behörden waren der Meinung, dass ein deutscher Wissenschaftler nicht an der Herausgabe eines Werkes beteiligt sein darf, an dem ein „Nichtarier" mitar-beitet[404]. Der Reichsminister für Wissenschaft, Erziehung und Volksbildung schloss sich der Hamburger Auffassung selbstverständlich an[405].

Zeitlich auffallend parallel zu Bennholds antisemitisch eingefärbten Stellungnahmen und Anfragen wurde dessen Gesuch auf Ernennung zum nichtbeamteten außerordent-lichen Professor positiv entschieden. So befürwortete der NSDAP-Gau Hamburg mit Schreiben vom 6.9.1938 Bennholds Ernennung zum Dozenten[406] und am 3.2.1939 verlieh ihm schließlich der Reichsminister für Wissen-schaft, Erziehung und Volksbildung den Titel des nichtbe-amteten außerordentlichen Professors. Im September 1939 erfolgte die Ernennung zum außerplanmäßigen Pro-fessor für Klinische Pharmakologie und Therapie unter Berufung in das Beamtenverhältnis[407]. Im April 1942 erhielt Bennhold den Ruf auf den Lehrstuhl für Innere Medizin der Universität Tübingen, im Juli 1942 wurde Bennhold Direktor der Medizinischen Klinik und Polikli-nik der Universität Tübingen[408]. Er verblieb in dieser Posi-

403. PA Bennhold, Bennhold an Dekan der Medizinischen Fakultät Hamburg, 26.7.1938.
404. Bennhold, Rektor der Hansischen Universität an Reichsminister f. Wissenschaft, Erziehung und Volksbildung, 3.8.1938.
405. PA Bennhold, Reichsminister f. Wissenschaft, Erziehung und Volksbildung an Rektor der Hansischen Universität, 23.9.1938.
406. Bennhold, Stellungnahme der NSDAP-Gauleitung, 6.9.1938.
407. PA Bennhold, Reichsminister f. Wissenschaft, Erziehung und Volksbildung an Bennhold, 3.2.1939 und 2.9.1939.
408. Bock 1973.

tion nach vorliegenden Dokumenten ununterbrochen bis zu seiner Pensionierung im Jahre 1962.

In seiner Laudatio vom September 1973 schrieb H.E. Bock über Bennhold:

„Du hattest stets ein idealistisches Verhältnis zur Politik,.."

Hans Herrmann Bennhold verstarb, hochgeehrt, am 26.4.1976 in Tübingen.

IV Diskussion

Die Vertreibung jüdischer Ärzte im Nationalsozialismus fand, wie konnte es anders sein, auch an Hamburgs ältestem Krankenhaus statt. 110 Jahre nach seiner Gründung und nach einer stürmischen Aufwärtsentwicklung der Medizin, die am AK St.Georg auch und gerade von jüdischen Medizinern getragen wurde - beispielhaft seien nur Fraenkel und Simmonds genannt - mussten nach Machtergreifung der Nationalsozialisten 14 Ärzte das AK St.Georg verlassen. Die Zahl ist möglicherweise noch höher, da die Gründe für den Weggang von sieben Ärzten nicht aufgeklärt werden konnten.

Die genauen Umstände der Vertreibung waren nach über 60 Jahren nur noch bedingt zu ermitteln. Immerhin konnte der förmliche Nachweis der Entlassung oder Nichtweiterbeschäftigung auf Grund des „Gesetzes über die Wiederherstellung des Berufsbeamtentums" bei 10 von 14 Ärzten erbracht werden, bei den übrigen vier Ärzten (Frederick Philipp Emanuel Bornstein, Richard Levy, Hugo Lehrs, Martha Rosin) musste auf Mitteilungen von Angehörigen oder Kollegen zurückgegriffen werden.

Die Schilderung der Ehefrau von Arthur Lippmann, Anna Lippmann, über den Umgang der ehemaligen Kollegen mit ihrem Mann nach dessen Entlassung (vgl. Abschnitt III.2.9.3) und der Wunsch Arthur Seefelds, sein Dienstverhältnisses noch vor Ablauf der Kündigungsfrist zu beenden, deuten daraufhin, dass ein menschlich-kollegialer Umgang mit den verfolgten Ärzten nur ausnahmsweise stattfand. In den Generalakten der Inneren Verwaltung fanden sich keine Hinweise auf Widerstand gegen die

Entlassungen oder auch nur Versuche der Hinauszögerung einzelner Kündigungen. Insofern stimmen die Ergebnisse dieser Arbeit mit der Bewertung Hans-Peter Kröners überein, dass sich, von wenigen Ausnahmen abgesehen, die Ärzteschaft angesichts des „Ausschliessungsprozeßes" der jüdischen Kollegen stillschweigend verhielt. Am AK St. Georg ist sogar ein Fall dokumentiert, bei dem der vorgesetzte Abteilungsleiter gegenüber der Gesundheitsbehörde die Störung des Krankenhausbetriebes durch den bereits gekündigten, aber noch im Hause tätigen Arzt beklagte (vgl. Abschnitt III.2.10). Allerdings ließ sich in zwei Fällen (Lippmann und Jacobsthal) nachweisen, dass St. Georger Kollegen (Holthusen und Hegler) versuchten, den Vertriebenen für die Emigration mit Empfehlungsschreiben behilflich zu sein.

Alle von den Nationalsozialisten entlassenen leitenden Ärzte waren in der Ära Deneke eingestellt worden. Der von ihm in seinem Brief an Arthur Lippmann erweckte Eindruck, dass er sich bei Stellenausschreibungen des jüdischen Bewerbungsdrucks kaum erwehren konnte, wird durch seine eigenen Eingaben an Senat bzw. Gesundheitsverwaltung in Zusammenhang mit der Einstellung Arthur Lippmanns, Arthur Seefelds und Erwin Jacobsthals widerlegt. Um so schwerer wiegt der Verrat am kollegialen Umgang, den er mit seinen Äußerungen 1936 beging.

Auch unter den jüdischen Ärzten aus St. Georg gab es zwei Emigrationswellen: sieben Mediziner verließen Deutschland in den Jahren 1933/34, vier Mediziner im Zeitraum 1938 bis 1940. Richard Kohn emigrierte 1935, das Emigrationsjahr von Hugo Lehrs konnte nicht ermittelt werden. Sieben St. Georger Ärzte wanderten - teilweise nach kurzem Zwischenstopp in einem europäischen Land - in die USA aus, die übrigen sechs Ärzte emigrierten nach

Portugal, Guatemala, Singapur, Australien, Neuseeland und Palästina. Die Wiederaufnahme der ärztlichen Tätigkeit in der neuen Heimat gelang zwölf Emigranten - einigen allerdings erst nach mehrjähriger Wartezeit, so Arthur Lippmann in Australien, Martha Rosin in den USA und Arthur Seefeld in Singapur, der erst bei Kriegsende in Australien wieder Gelegenheit erhielt, seine zahnärztliche Praxis auszuüben. Walter Griesbach war nach vorliegenden Dokumenten in Neuseeland nie wieder ärztlich tätig; er widmete sich ausschließlich der Forschung.

Sechs St.Georger Emigranten (Richard Kohn, Klaus Unna, Arthur Lippmann, Friedrich Wohlwill, Walter Griesbach und Helmuth Nathan) nahmen an Universitäten ihrer neuen Heimat am Forschungs- oder Lehrbetrieb teil, Friedrich Wohlwill wurde dabei zum Ordinarius für Pathologie an der Universität Lissabon und Helmut Nathan zum Lehrstuhlinhaber für Chirurgie am Albert-Einstein-Hospital der Yeshi-Va-Universität in New York City ernannt.

Mindestens vier Emigranten (Walter Griesbach, Arthur Lippmann, Helmut Nathan, Friedrich Wohlwill) traten nach Kriegsende wieder in Kontakt mit Kollegen ihres alten Krankenhauses, jedoch gibt es nur in einem Fall auch Hinweise für „offizielle" Beziehungen zwischen Krankenhaus und Emigrant: Walter Griesbach wurde in Neuseeland 1958 eine Simmonds-Plakette zu seinem 70. Geburtstag zugesandt.

Auf Grund ihrer Verbindungen zur Medizinischen Fakultät bemühten sich zwei Emigranten in den 50er Jahren um Wiedergutmachung durch Verleihung des Titels eines ordentlichen Professors an der Universität Hamburg. Prof. Wohlwill richtete durch seinen Hamburger Anwalt einen entsprechenden Antrag an den Senat, ihm wurde jedoch nur nach mehrjähriger anwaltlicher Korrespondenz und postum im Zuge eines Vergleichsverfahrens die außerordentliche Professur verliehen. Möglicherweise hätte Prof. Wohlwill bei einer gerichtlichen Auseinandersetzung mehr Erfolg gehabt: dem ehemaligen Pharmakologie-Assistenten Richard Kohn sprach das Oberverwaltungsgericht Hamburg auf Grund seiner Karriere während der Emigration das Recht auf eine ordentliche Professur in Hamburg zu. Über die Gründe für das rigide Verhalten der Fakultät im Fall Wohlwill lassen sich nur Vermutungen anstellen. Wahrscheinlich kamen mehrere Faktoren zusammen: Die Fakultät wollte prinzipiell nicht „von außen" zu einer Berufung genötigt werden, auch sollte kein Exempel statuiert werden, da man einen „Emigrantenansturm" auf Lehrstühle befürchtete, mit allen personellen Konsequenzen. In diesem Zusammenhang ist der Fall des international bekannten ehemaligen Eppendorfer Pathologen Kimmelstiel erwähnenswert, der 1934 Deutschland auf Grund der rassistischen Verfolgung Richtung USA verließ und 1946, anlässlich der Neubesetzung des Hamburger Pathologie-Lehrstuhls, als einziger von fünf Kandidaten von der Vorschlagsliste der Fakultätskommission gestrichen wurde[409].

Im Falle von Erwin Jacobsthal beantragte dessen Witwe die postume Ernennung ihres Gatten zum ordentlichen Professor. Die Fakultät lehnte dies unter Verweis auf die mangelnde Qualifikation Jacobsthals ab. Inwieweit der Hamburger Standpunkt berechtigt war, kann auf Grund der lückenhaften Aktenlage nicht beurteilt werden.

In zwei Fällen - Josef Heine (Pathologisches Institut) und Hans Hermann Bennhold (Medizinische Poliklinik) - wurde der berufliche Werdegang von Nachfolgern vertrie-

---

409. Van den Bussche 1989, S.429.

bener Ärzte (Friedrich Wohlwill und Arthur Lippmann) rekonstruiert.

Ein hoher Grad an Opportunismus wird im Fall des Hans Hermann Bennhold deutlich: der spätere langjährige Ordinarius für Innere Medizin in Tübingen ließ in den Monaten des Jahres 1938, vor seiner Ernennung zum a.o. Professor an der „Hansischen Universität", keine Gelegenheit aus, sich prononciert antisemitisch zu äußern. Er tat dies, obwohl ihm noch vierzehn Monate vor der nationalsozialistischen Machtergreifung die Hilfe des jüdischen Ordinarius Bornstein bei seiner Habilitierung durchaus recht war: ohne dessen Unterstützung, als St.Georger Oberarzt, hätte er keine Dozentur in Hamburg erhalten.

In Kontrast hierzu steht Josef Heine, der explizit auf seiner Nichtzugehörigkeit zur Partei bestand und sich couragiert von den Nationalsozialisten distanzierte. Darüber hinaus blieb Heine seinem Vorgänger loyal verbunden und schützte mindestens zwei bedrohte Mediziner vor den Nachstellungen des NS-Staates. Heine kann somit zu den wenigen deutschen Klinikärzten in leitender Position gezählt werden, die sich den braunen Machthabern nicht stillschweigend unterordneten.

Angesichts der Tatsache, dass mindestens ein Fünftel der St. Georger Ärzte nach der NS-Machtergreifung das Krankenhaus verlassen musste, erscheint es befremdlich, dass diese Entlassungswelle bislang in keinem offiziellen Dokument des Krankenhauses Erwähnung fand. In der Festschrift des Jahres 1948 wird höchst beiläufig und teilweise historisch ungenau auf einige der entlassenen Chefärzte verwiesen, eine nachfolgende Veröffentlichung des Jahres 1973 widmet sich kaum noch der historischen Entwicklung des Krankenhauses. Das AK St. Georg reihte sich somit jahrelang in die große Zahl der Institutionen und Firmen ein, die von sich aus am liebsten den Mantel des Vergessens über ihre Verstrickung in die Machenschaften des NS-Regimes legen möchten. Erst 1999, anlässlich der Fertigstellung von Erweiterungsbauten, wurde das neuerbaute Bettenhaus in einer feierlichen Zeremonie „Friedrich-Wohlwill-Haus" genannt; eine Gedenktafel im Gebäude erinnert an den St.Georger Pathologen. Die seit Anfang der neunziger Jahre wieder aufgenommene Tradition der jährlichen Verleihung eines Deneke-Preises für herausragende wissenschaftliche Arbeiten wurde 1998 beendet.

V Zusammenfassung

Diese Arbeit widmet sich erstmalig der Vertreibung der jüdischen Ärzte am ältesten Hamburger Krankenhaus, dem AK St. Georg. Es wird die Gründung und Entwicklung des Krankenhauses bis 1948 beschrieben und unter Auswertung von behördlichen Aktenbeständen und einem Familienarchiv der Werdegang von 14 Ärztinnen und Ärzten beschrieben, die nach Machtergreifung der Nationalsozialisten das Krankenhaus verlassen mussten.

Aus dem Familienarchiv Lippmann wurde der Briefwechsel zwischen dem ehemaligen ärztlichen Direktor Deneke und seinem Mitarbeiter Arthur Lippmann rekonstruiert, in dem sich Deneke 1936 verleumderisch und antisemitisch über seine ehemaligen St.Georger Kollegen äußerte. Das kollegiale und antinazistische Verhalten des Leiters des Pathologischen Instituts, Josef Heine, wird verglichen mit dem akademischem Karrierebeginn des damaligen Nationalsozialisten und späteren Ordinarius Hans Herrmann Bennhold. Beide Mediziner waren Nachfolger eines vertriebenen jüdischen Kollegen.

Anlage 1

Ärzte, die ihre Anstellung nach der nationalsozialistischen Machterfreifung verloren haben.

Insgesamt sieben Ärztinnen und Ärzte haben das AK St.Georg nach der NS-„Machtergreifung" verlassen, ohne dass auf Grund der Angaben des Reichs-Medizinal-Kalenders (RMK) der Jahre 1935 und 1937 eine Folgebeschäftigung in Deutschland oder im Ausland nachgewiesen werden konnte. Eindeutige Beweise für einen Arbeits-platzverlust durch die NS-„Machtergreifung" konnten zwar nicht erbracht werden, allerdings stellt der ab RMK-Ausgabe 1934 fehlende Vermerk einer Anstellung in einem öffentlichen oder kirchlichen Haus ein gewisses Indiz für ein Berufsverbot dar. In der RMK Ausgabe von 1937, in der erstmalig auf jüdische Ärzte besonders hingewiesen wurde, werden die nachfolgend Genannten nicht mehr aufgeführt, so dass in der Zwischenzeit die Emigration erfolgt sein kann.

ARNDT, Arthur, geb. 2.12.1894 in Rostock, absolvierte sein Medizinexamen am 13.12.1927 in Rostock und erhielt die Approbation am 19.2.1929 in Schwerin. Arndt promovierte zum Dr.phil. am 26.7.1924, zum Dr. med. am 27.3.1929, beides in Rostock[410]. Arndt wurde Mitglied der Ärztekammer Hamburg am 3.11.1932 und war Assistenzarzt am AK St.Georg bis 1933 oder 1934[411]. Die Matrikel-

---

410. Rekonstruiert nach: StA HH, Ärztematrikel I C 11, Band 6, lfd. Nr. 1215, Arndt, Arthur.
411. Reichs-Medizinal-Kalender 1933, S.428.

Löschung erfolgte am 13.9.1934, da er verstorben war[412]. Ein förmlicher Nekrolog für Arndt wurde in den Jahrgängen 1934 und 1935 des „Ärzte-Blattes für Hamburg und Schleswig-Holstein" nicht gefunden. In der RMK-Ausgabe 1935 wird Arthur Arndt im Verzeichnis der verstorbenen Ärzte mit dem Zusatz „PrivD." Aufgeführt[413].

ASBECK, Klaus, geb. 9.12.1904 in Hamburg, absolvierte sein Medizinexamen am 29.7.1930 in Freiburg und erhielt die Approbation am 14.9.1931 in Karlsruhe. Asbeck war Mitglied der Ärztekammer Hamburg vom 3.9.1931 bis 13.9.1934[414] und Assistenzarzt am AK St.Georg bis 1933[415]. Asbeck soll 1934 nach Shanghai ausgewandert sein[416].

DRÄGERT, Ernst, geb. 26.7.1905 in Hamburg, bestand das Medizinexamen am 20.12.1930 in München, die Approbation erfolgte am 19.2.1932, die Promotion am 31.3.1932, beides ebenfalls in München. Drägert war vom 11.4.1932 bis zum 24.11.1933 Mitglied der Ärztekammer Hamburg[417] und soll bis 1934 Assistenzarzt am AK St.Georg gewesen sein[418].

---

412. Ärztekammer Hamburg: Mitteilungen über Zu- und Abgänge bei der Ärztekammer Hamburg. Ärzte-Blatt für Hamburg und Schleswig-Holstein (38)1934, S.445.

413. Reichs-Medizinal-Kalender 1935, S.464.

414. Rekonstruiert nach: StA HH, Ärztematrikel I C 11, Band 6, lfd. Nr. 1066, Asbeck, Klaus.

415. Adressbuch Hamburg 1933, Abschnitt III, S. 1413.

416. Ärztekammer Hamburg: Mitteilungen über Zu- und Abgänge bei der Ärztekammer Hamburg. Ärzte-Blatt für Hamburg und Schleswig-Holstein (42)1934, S.479.

417. Rekonstruiert nach: StA HH, Ärztematrikel I C 11Band 6, lfd.Nr. 1158, Drägert, Ernst.

418. Adressbuch Hamburg 1933, Abschnitt III, S. 1414 und Adressbuch Hamburg 1934, Abschnitt III, S. 1398.

GIRLICH, Willi, Aprobation 1932, war Assistenzarzt am AK St.Georg bis 1933 oder 1934[419].

LEVINGER, Louis, geb. 25.2.1897 in München, bestand das Medizinalexamen am 28.6.1923 und erhielt die Approbation am 4.3.1925, beides in München. Levinger war Mitglied der Ärztekammer Hamburg vom 11.11.1932 bis zum 17.6.1933[420] und Assistenzarzt am AK St.Georg bis in das Jahr 1933[421]. Die Streichung aus der Matrikel erfolgte, da Levinger aus Hamburg verzogen war[422].

MENNINGEN, Martha, geb. 13.3.1902 in Düsseldorf, absolvierte ihr Examen am 18.2.1928 in Köln, wurde am 20.3.1929 in Berlin approbiert und promovierte am 1.5.1929 in Köln. Menningen war Mitglied der Ärztekammer Hamburg vom 23.7.1930 bis 29.10.1931 und vom 16.3.1932 bis 17.6.1933[423]. Frau Menningen war bis 1933[424],[425]Assistenzärztin am zum AK St.Georg gehörenden Kinderkrankenhaus, ihre Matrikeleintragung wurde wegen Wegzug aus Hamburg gelöscht[426].

MOSDZIEN, Kurt, geb. 4.11.1899 in Saalfeld, bestand das Medizinexamen am 26.2.1924 in München, wurde am 10.7.1925 approbiert und am 29.7.1925 promoviert, ebenfalls in München. Mosdzien war Mitglied der Ärztekammer

419. Reichs-Medizinal-Kalender 1933, S.430.
420. Rekonstruiert nach: StA HH, Ärztematrikel IC11, Band 6, lfd.Nr. 1217, Levinger, Louis.
421. Reichs-Medizinal-Kalender 1933, S.433.
422. Ärztekammer Hamburg: Mitteilungen über Zu- und Abgänge bei der Ärztekammer Hamburg. Mitteilungen für die Ärzte und Zahnärzte Gross-Hamburgs (27)1933, S.355.
423. Rekonstruiert nach: StA HH, Ärztematrikel I C11, Band 6, lfd.Nr. 932, Menningen, Martha.
424. Reichs-Medizinal-Kalender 1933,8.434.
425. Adressbuch Hamburg 1933, Abschnitt III, S. 1417.
426. Ärztekammer Hamburg. Mitteilungen über Zu- und Abgänge bei der Ärztekammer Hamburg. Mitteilungen für die Ärzte und Zahnärzte Gross-Hamburgs (27)1933, S.355.

Hamburg vom 17.12.1931 bis 26.9.1934[427] und Assistenzarzt am AK St.Georg bis 1933[428]. Mosdzien soll 1934 nach
Herford verzogen sein[429].

---

427. Rekonstruiert nach: StA HH, Ärztematrikel I C 11, Band 6, lfd.Nr.
     1126, Mosdzien, Kurt.
428. Adressbuch Hamburg 1933, Abschnitt III, S. 1433.
429. Ärztekammer Hamburg: Mitteilungen über Zu- und Abgänge bei
     der Ärztekammer Hamburg. Ärzte-Blatt für Hamburg und Schles-
     wig-Holstein (42)1934, S.479.

Anlage2

Wissenschaftliche Arbeiten von Professor Erwin Jacobsthal.

Die nachfolgende Liste[430] fand sich in der Hochschulpersonalakte von Erwin Jacobsthal und wurde wahrscheinlich von ihm selbst erstellt. Sie enthält nur Veröffentlichungen aus den Jahren 1919 bis 1924. Arbeiten aus den vorangegangenen und folgenden Jahren konnten auf Grund der durchgesehenen Akten nicht rekonstruiert werden. Die Liste wird inklusive der verwendeten Kürzel originalgetreu wiedergegeben.

Über Stellung und Bedeutung von Laboratorien, insbesondere von bacteriologischen Laboratorien im Krankenhausbetriebe. (Zschr fl Krankenanstalten 1919).

Die Carcoidreaction, eine neue Kolloidreaction zur Liquordiagnose (D.m.W. 1919 No. 29.)

Über Influenza (Mikrobiologentagung 1920).

Über hämolytischen Icterus (D.Pathol.Gesellschaft, Jena 1921).

Zur Serodiagnostik der Syphilis (Ärztl. Verein in Hamburg v.25.10.21.).

Über Blastulaähnliche Gebilde in Carcinomascites.(D.Pathol.Gesellsch. Jena 1921).

Zur Diagnose der durch Pneumococcen und Tuberkelbacillen hervorgerufenen Menigitis. (Stäbchenform d. Pneumococcen) D.m.W. 1921 No.13.

Über Phagocytoseversuche mit Myeloblasten, Myelocyten und eosinophilen Zellen.(Virch.Arch. 234. 1921).

Zur Zählung der Zellelemente der Lumbaiflüssigkeit. (D.m.W. 1922 No.26).

---

430. Wiedergabe aus: StA HH, Hochschulwesen - Dozenten- und Personalakten IV - 361-6, Akte 1196, Jacobsthal, Erwin.

Eine Methode zur Anaerobenzüchtung (Centrbl. f. Bacteriologie Ref. 89.1922 H. 1/3).

Über das dHerellesche Phänomen (das. 1922.(Deutsche Mikrobiologen, Würzburg).

Einwirkung von Normosal auf Erythrozyten (Biolog. Verein Hamburg 1923).

Die mikrobiologische Diagnose der Syphilis (In Pinkus-Meirowskys „Die Syphilis" Berlin 1924.

Über bacteriologische Lympheuntersuchung. (Znrbl. f. d. ges. Hygiene Bd.2 H. 10 1922)15.

Über die Paralues cuniculi (Derm. Wochenschrift 71 1920).

Die Präcipitations- und Flockungsreactionen zum Luesnachweis (Brucks Handb. d. Serodiagnose d. Syphilis 1923.).

Bacteriologie u. Serologie am Leichentisch (erscheint in Abderhaldens Handbuch d. Physiologie).

Anlage 3

Brief von Sigmund Freud an Arthur Lippmann vom 15. Februar 1920.

Sehr geehrter Herr Kollege

Ich danke Ihnen sehr für Ihren ausführlichen Krankheitsbericht. Ein Zweifel, dass Sie und die anderen Ärzte etwas zu ihrer Herstellung oder Linderung verabsäumt haben könnten, war bei mir allerdings nicht vorhanden gewesen. Die Einzelheiten, die Sie mitteilen, befriedigen das ärztliche Bedürfnis nach Notwendigkeit und Unvermeidlichkeit vollauf. Der Fall war offenbar von Anfang an ein verlorener.

Neu war mir vielmehr die Angabe, dass die Gravidität ihr körperliches wie ihr seelisches Befinden so tiefgreifend im ungünstigen Sinne verändert hatte. Wieweit dann die Widerstandslosigkeit gegen die Infektion mit dieser Verschlechterung zusammenhing, lässt sich wahrscheinlich nicht beurteilen. In anderer Hinsicht scheint mir aber das unglückliche Schicksal meiner Tochter eine Mahnung zu enthalten, die von unserem Stande oft nicht ernst genug genommen wird. Angesichts eines inhumanen und einsichtslosen Gesetzes welches auch der unwilligen Mutter die Fortsetzung der Schwangerschaft aufzwingt, wird es offenbar Pflicht des Arztes, die geeigneten unschädlichen Wege zur Verhütung unerwünschter ehelicher Schwangerschaften zu weisen. Meine Tochter sprach mit mir darüber bei meiner letzten Anwesenheit im Sept. 19, da die beiden jungen Menschen unter den Einschränkungen, die sie sich auferlegt hatten, empfindlich litten. Ich konnte nichts anderes tun, als sie wegen eines Occlusivpessars an den Gynäkologen weisen. Hier ist dann doch etwas nicht Richtiges geschehen. Hoffentlich werden solche Erfahrungen dazu beitragen, dass die Frauenärzte die Bedeutung dieser ihnen zufallenden Aufgabe immer deutlicher erkennen.

Ich bin, geehrter Herr Kollege, mit aufrichtigem Dank für Ihre Mühewaltung und Ihre Teilnahme

Ihr sehr ergebener FREUD[431]

---

431. STA HH, Familienarchiv Lippmann - 622-1, B 5, Korrespondenz.

Anlage 4

Wissenschaftliche Arbeiten von Arthur Lippmann

Bei einigen Arbeiten konnte das exakte Erscheinungsdatum nicht ermittelt werden, sondern lediglich das Jahr der Veröffentlichung.

1. Zum Nachweis der Tuberkelbazillen im strömenden Blute der Phtisiker. Münchner Medizinische Wochenschrift (43)1909
2. Beobachtungen an Diphteriebazillenträgern unter dem Personale eines großen Krankenhauses. Zeitschrift für Hygiene (15)LXVH.
3. Über einen interessanten Röntgenbefund bei Trommelschlägelfingern. Fortschritte auf dem Gebiete der Röntgenstrahlen (XX) 1910.
4. Die Hausinfektionen im Jahre 1910. Festschrift des AK St. Georg nach seiner baulichen Neugestaltung. Hamburg 1912.
5. Wissenschaftlicher Bericht über die l. Medizinal-Abteilung mit Beiträgen zu den Themen: Vasotonin, Salvarsan, künstlicher Pneumothorax, Digitalisbehandlung der Hämoptysis, Aortenlues und Mikuliczscher Krankheit. Festschrift des AK St. Georg nach seiner baulichen Neugestaltung. Hamburg 1912.
6. Über hämorrhagische Nephritis bei Purpura. Deutsche Medizinische Wochenschrift (30)1912.
7. Klinische Notizen zum Bericht der l. Medizinal-Abteilung. Sonderabdruck aus dem Jahresbericht des Krankenhaus St.Georg 1911. Hamburg 1912.
8. mit Dr. Walter Quiring: Die Röntgenuntersuchung der Aortenerkrankung mit spezieller Berücksichtigung der Aorten-Lues. Fortschritte auf dem Gebiete der Röntgenstrahlen, Band (XIX)1912.
9. Ein Fall von Aortitis auf Basis einer kongenitalen Lues. Dermatologische Wochenschrift (56)1913

10. Zwei Fälle von schwerer Vergiftung durch Curcasnüsse. Medizinische Klinik (13)1913.
11. Ein Beitrag zum „akuten" Morbus Addison. Medizinische Klinik (14) 1913.
12. mit Dr. A. Hufschmidt: Zur Frage der Bedeutung der Doehle'schen Leukocyteneinschlüsse beim Scharlach. Zentralblatt für innere Medizin (15)1913.
13. Ergebnisse vergleichender Untersuchungen von Achsel- und Rektumtemperatur nach einem großen Marsche. Deutsche Medizinische Wochenschrift (31)1913.
14. Über die Funktionsprüfung der Leber. Zeitschrift für ärztliche Fortbildung (10)1914.
15. Die Haus-Infektionen und ihre Bekämpfung. Zeitschrift für Krankenanstalten 1914.
16. Zweiter nationaler Armee-Gepäckmarsch (17. Mai 1914). Allgemeiner Beobachter. Hamburg Mai 1914.
17. Die neueren Methoden der Nierenfunktionsprüfung und ihre Ergebnisse für Diagnose, Behandlung und Einteilung des Morbus Brightii. Hamburgische Medizinische Überseeheft (6)1914.
1. Das Krankengeschichtenarchiv. Zeitschrift für Krankenanstalten 1914.
2. Weitere Beiträge zur nichtnephritischen Albuminurie (Marsch-, Schwimmbadalbuminurie). Zeitschrift für klinische Medizin (5/6)1916.
3. Über den Einfluss der Kriegsernährung auf das Geburtsgewicht und die weitere Entwicklung der Säuglinge. Zeitschrift für Säuglings- und Kleinkinderschutz (10)1917.
4. Beitrag zur Aetiologie der Kriegsnephritis. Münchner Medizinische Wochenschrift (18)1917.
5. Der heutige Stand der Versorgung der Krankenanstalten mit Nähr- und Kräftigungsmitteln. Zeitschrift für Krankenanstalten, (27/28)1917.
6. Über die Ödemkrankheit. Zeitschrift für die ärztliche Fortbildung (18)1917.
7. Über die Aufgaben eines Krankenhauses bei Ruhr-Epidemien. Zeitschrift für Krankenanstalten 1918.
8. Apoplexie, Enzephalomalazie und Blutdruck. Deutsche Medizinische Wochenschrift (33)1918.

9. Zur Therapie der Grippeempyeme mit Bülauscher Heberdrainage.
    Deutsche Medizinische Wochenschrift (37)1919.
10. Blutgefrierpunktserniedrigung (S) bei Diabetes mellitus. Zentralblatt für innere Medizin (3)1920.
11. Essentielle Cholesterinämie mit Xanthombildung. Zeitschrift für klinische Medizin, (1/2)1921.
12. Die Bedeutung der „Vitamine". Zahnärztliche Rundschau (19)1921.
13. Zur Entstehung und Behandlung der Enuresis. Deutsche Medizinische Wochenschrift (27)1921.
14. Zur Technik der kutanen Tuberkulinreaktion (Perlsucht- und Moros „diagnostisches" Tuberkulin). Deutsche Medizinische Wochenschrift (46)1921.
15. Zur Pathogenese des „Icterus catarrhalis". Medizinische Klinik (37)1922.
16. Anlage und Betrieb von Massen-Bestrahlungseinrichtungen in Krankenhäusern.
    Zeitschrift für Krankenanstalten (21)1921.
17. Blutzusammensetzung und Gesamtblutmenge bei Hochgebirgsbewohnern. Klinische Wochenschrift (31)1926.
18. Lichttherapie innerer Krankheiten. Lehrbuch der Strahlentherapie, Band III, Berlin/Wien 1926.
19. mit Dres. Ernst Delbanco und Paul Unna: Dermatitis atrophicans chronica mit Bildung von multiplen Knoten und Strängen.
    Archiv für Dermatologie und Syphili (3)1927.
20. Die Begrenzung der Indikationen für die Bestrahlung mit der künstlichen Höhensonne in der ärztlichen Praxis. Strahlentherapie (28)1928.
21. Licht- und Stoffwechsel. Ergebnisse der medizinischen Strahlenforschung, Band III, Leipzig 1928.
22. Beiträge zur Frage der Stoffwechselbeeinflussung durch Ultraviolett-Bestrahlung.
    Klinische Wochenschrift (5)1928.
23. Über Arzneiversorgung in Krankenhäusern. Zeitschrift für das gesamte Krankenhauswesen (15)1930.
24. Lichtbestrahlungsanlagen im Krankenhaus. Zeitschrift für das gesamte Krankenhauswesen (16)1930.
25. Installations for mass u-v Irradiation. British Journal of Actinotherapy, (6)1930.

26. Schädigungen durch elektrische Vorgänge im Munde bei metallenem Zahnersatz.
Deutsche Medizinische Wochenschrift (33)1930.

27. Die Lichtbehandlung des praktischen Arztes. Die Medizinische Welt (51)1930.

28. Welche Wünsche hat die Hamburger Ärzteschaft für die Änderung des §218?
Die Medizinische Welt (2)1931.

29. Seltenere Tabakschäden. Klinische Wochenschrift (4) 1931.

30. Seltene Formen von Pleura-Verkalkungen. Röntgenpraxis (15)1931.

31. mit Dr. F. Dannmeyer: Zur Beurteilung von Großanlagen für Ultraviolett-
Bestrahlung. Strahlentherapie (3 9) 1931.

32. Die Lichtbehandlung in der ärztlichen Praxis. Strahlentherapie (40) 1931.

33. Die Cadmiumlampe. Klinische Wochenschrift (18)1932.

34. mit Dr. F. Dannmeyer: Über Sonnenscheinräume. Strahlentherapie (44)1932.

35. Massenbestrahlungseinrichtungen in Krankenhäusern. Bericht vom "I°Congres de la lumiere, Copenhague 1932."

36. Erkennung und Behandlung der verschiedenen Anämieformen in der ambulanten
Praxis. Die Medizinische Welt (19)1933.

37. On the Insensible Perspiration and its Clinical Significance. The Medical Journal of Australia, (5)1942.

38. Biological Effects of Natural Radiation and Ionization, Part I. The Medical Journal of Australia, (10)1943.

39. Biological Effects of Natural Radiation and Ionization, Part II. The Medical Journal of Australia, (12)1943.

185

Anlage 5

Reisebericht von Prof. Hans Türkheim von einem Hamburg-Besuch 1948

Der Reisebericht[432] wird um - die rein privaten Teile gekürzt - unkorrigiert wiedergegeben. Handschriftliche Abschnitte und Zusätze sind *kursiv* gedruckt.

Dr. and Mrs. A, Lippmann, Sydney, Please send on to
Dr. and Mrs. Fürst and will they please send it on to
Dr. and Mrs. W. Griesbach, Tennyson Court,
Tennyson Road,
DUNEDIN, New Zealand
And please return it to Dr. A. Lippmann
Posted in London Aug. 8, 1948
BICKENHALL Mansions
Lond W. I

Ein Reisebericht von Prof. Hans Türkheim und Frau
an A. Lippmann von einem Hamburg-Besuch
anlässlich einer Einladung der Zahnärztekammer Hamburg 1948

Ende 1947 erhielt ich eine Anfrage von der Zahnaerztekammer Hamburg, ob ich bereit waere auf der Fruehjahrstagung ueber soziale Zahnheilkunde einen Bericht ueber die zahnaerztlichen Verhaeltnisse in Grossbritannien zu geben. Robert Seefeld hatte auch schon einmal diesbezüglich bei mir angefragt. Da es nach Abschluss des Krieges

---

432. STA HH, Familienarchiv Lippmann - 622-1, B 5, Korrespondenz

immer unser Wunsch war, uns selber einmal ein Bild von den Verhaeltnissen in Deutschland zu machen, sagte ich zu, und nachdem wir endlose Formulare ausgefuellt hatten und von oben bis unten mit Stempeln versehen waren, hatten wir eines Tages ploetzlich es schwarz auf weiss in unseren Paessen, dass wir beide in die Britische Zone fahren konnten.

...

Am Mittwoch morgen kam Herr Schwarz aus Neumuenster. Er war mein frueherer Universitaetstechniker und er ist jetzt als Dentist in Neumuenster taetig. Wir gingen zusammen ueber die Lombardsbruecke zur Universitaet, wobei er mir seine Lebensgeschichte erzaehlte oder vielmehr, was ihm alles waehrend der letzten Jahren passiert ist. Er musste 1936 oder 1937 in die Partei eintreten, um noch eine Arbeitskarte zu bekommen, und da er verheiratet war und ein Baby hatte, blieb ihm anscheinend nichts anderes uebrig. Die Partei verlangte dann noch, dass er Beitraege nachzahlen musste. Bei Kriegsausbruch musste er mit in den grossen Krieg. In Russland wurde er verwundet und hoerte dort, dass sein Haus in Neumuenster gebombt und ausgebrannt sei. Mit geliehenen Instrumenten scheint er sich nun ueber Wasser zu halten. Wir gingen zunaechst in die Universitaet, weil ich gerne einem Journalisten vom BBC behilflich sein wollte, der ueber das geistige Leben der deutschen Studenten sich unterrichten wollte. Da ich den Rector Laun von frueher her kannte, glaubte ich, er koenne mir in dieser Angelegenheit helfen. Mein Leidensweg fing damit an, dass er keine Sprechstunde in der Universitaet hatte, sondern ich musste zum Born Platz marschieren. Bei dieser Gelegenheit stattete ich Schlueterstr. No. 5 einen Besuch ab. Die ganzen Haeuser Moorweidenstr., Schlueterstr. stehen noch, der Rest, d.h.

Benickestr. ist alles ein Truemmerhaufen. Ich ging in unsere alte Parterre Wohnung, die in Bueroraeume aufgeteilt ist, und in Herbert's altem Schlafzimmer hat Mimi Katz ihre Firma aufgemacht. Es war alles dunkel, dreckig, schaebig und unerfreulich. Und ich war froh als wir wieder auf der Strasse waren. Uebrigens die gegenueberliegenden Haeuser Schlueterstr. stehen alle noch. Auch das Fernsprechamt. Dagegen ist die Synagoge am Born Platz verschwunden. Sie musste einem Reichseinheitskanonenbunker Platz machen. Wenn Ihr wisst was das ist! Es ist ein riesengrosser feldgrauer viereckiger Klotz ohne Fenster und hoeher als ein Etagenhaus, der bombensicher sein soll, besonders wenn er nicht getroffen wird. Gegenueber Ecke Grindelhof ist das Universitaets-Verwaltungsgebaeude, wo es von Studenten wimmelte und wir wurden in den zweiten Stock rauf dirigiert, wo Laun seine Sprechstunde haben sollte. Geh hin, klopf an, mach auf, ist zu. Es war eine muffige, unfreundliche, alte Sekretaerin zugegen, waehrend der Gewaltige selber in Frankfurt zur Jahrhundertfeier des deutschen Parlaments war. Ich trug der alten Dame meine Wuensche vor und sie empfahl mir mich mit dem Universitaetssyndikus auszusprechen, der nebenan sein Amtszimmer hat. Hier merkte ich zum ersten Mal, wie unerwuenscht meine Rueckkehr war. Er war kalt, eisig, und ablehnend, als ob er sich aergerte darueber, dass ich waehrend der ganzen Jahre in Sauss und Brauss und in England leben konnte, waehrend er mit den ändern Volksgenossen die teutsche Heimat vor dem juedischen Dolchstoss retten musste. Trotzdem riet er mir, mich wegen meines BBC Freundes mit der Studentenhilfe in Verbindung zu setzen. Welch letzteres ich dann auch tat. Und tiegerten Herr Schwarz und ich wieder zurueck, Schlueterstr, Moorweidenstrasse, wo der Herrenlokus auch der grossen Zeit zum

Opfer gefallen ist, ueber die Rotenbaum Chaussee, wo alle Haeuser kaputt sind, in die Tesdorphstrasse 20 am Mittelweg. Ein sogenanntes altes Patrizierhaus, aber voellig verkommen und verdreckt, ohne Fussbodenbelag mit wackelnden Treppengelaendern und dem ueblichen deutschen Reichseinheitsgeruch nach abgestandenem Essen und ungewaschenen Menschen. Das ist das Haus der Studentenhilfe. Ich fragte einen nach dem Vorsitzenden Herr Mueller, der im 3. Stock seine Amtsstube hat. Ich erzaehlte dem Studenten, was ich von Herrn Mueller wollte, und es stellte sich heraus, dass dieser junge Mann Kriegsgefangener in England war und waehrend des Krieges fuer den deutschen Soldatensender Calais gesendet hatte. Waehrend ich auf Herrn Mueller wartete, hatte ich Gelegenheit genug, mir die Studententypen, die in das Haus gingen, anzusehen. Sie waren alle auffallend sauber gekleidet, aber in so bunter Mannigfaltigkeit, wie ich es frueher nie gesehen hatte. In alten Uniformen, in Tiroler Hosen mit weissen Socken, in Strassenanzuegen, Einarmige, Einbeinige, Verstuemmelte, und auch ein Blinder. Verschwindend wenige Studentinnen. Inzwischen kam der Vorsitzende der Studentenhilfe Herr Muller und ich verabredete eine Zusammenkunft mit dem BBC Journalisten und Prof. Eisfeld, fuer den uebernaechsten Tag. Herr Schwarz sass die ganze Zeit draussen auf der Treppe und ass ein Butterbrot. Wir gingen nun ueber die Rabenstrasse wo anscheinend alle Privathaeuser in Contore umgewandelt waren, zur Alster Terrasse. Das Plaut'sche Haus ist voellig zerstoert. Aber die steinerne Garteneinfriedung steht noch und setzten wir uns auf letztere, und beobachteten den Verkehr um den Damtor Bahnhof. Es war ein heisser Tag und meine alten Knochen wollten mich nicht mehr tragen. Ploetzlich kamen 4 oder 5 Buttjes und fragten mich ob ich ein

Taschenmesser haette und ob ich ihnen Citronen schaelen und durchschneiden wollte, was ich denn auch tat. Und es lief mir kalt ueber den Ruecken als ich sah, wie die Bengels diese Citronen roh frassen. Auf meine Frage, „wo habt Ihr die denn her", sagten sie „vom Gemuesewagen". Ob legal oder illegal war mir im Augenblick nicht ganz klar. Auf der Steineinfriedigung neben uns sassen einige Damen aus dem Volke, die aus der Tuete ihr Mittagessen verzehrten und diese Bengels gehoerten anscheinend zu ihnen. Ploetzlich sah ich wie zwei von diesen Jungens wie ein Pfeil wegschössen. Es hatte sich ein Trafficjam entwickelt und es stand eine lange Kette von Autos um ueber den Damtor Platz zu fahren. Der letzte der Wagen war anscheinend ein Gemueseauto und diese beiden Bengels sprangen auf den Wagen, der eine holte Stangen Rharbarber, waehrend der andere in eine Kiste griff und mit einer Tuete als Beute zu seinen Muettern zurueckkehrte wo die beiden Helden mit grossem Hallo empfangen wurden. Ich verabschiedete mich vor dem Atlantik von Herrn Schwarz. Ich hatte lunch mit dem BBC Mann und mit dem Herausgeber einer deutsch-englischen ueberparteilichen Zeitung „die Welt". Die beiden Herren, oder vielmehr einer von ihnen war entsetzt ueber seine Control Commission Landsleute und ihre Qualitaet. Die Leute haben ein grossartiges Leben fuer sehr wenig Geld, sie haben Haeuser mit Bedienung, sie koennen alles in englischen Laeden fuer ein Drittel des Preises kaufen und es ist ganz verstaendlich, dass Leute, die keine Stellung in England hatten oder keine Aussichten, dass die nicht viel riskierten fuer gutes Gehalt und ein gutes Leben nach Deutschland zu gehen. Am Freitag morgen wurde ich von dem BBC Bekannten mit einem Volkswagen abgeholt und in die Testorph Strasse verschleppt, wo wir eine knappe Stunde mit Prof. Eisfeld, Herrn Mueller und 2 weiteren Studenten ueber das geistige Leben der Hamburger Studenten uns unterhielten, d.h. ich wirkte nur als Dolmetcher, da mein Bekannter kein deutsch, und die Deutschen nicht genug englisch konnten. Die Zahl der Studenten ist etwa auf 6000 gestiegen, darunter 500 verheiratete mit Kindern. Der Andrang zur Medizin ist sehr gross. Lehrbuecher gibt es nicht, daher sind alle Vorlesungen ueberfuellt. Die Studenten verbringen einen sehr grossen Teil ihrer Zeit mit dem Kampf fuer das taegliche Essen. Einige von ihnen bekommen in der Studentenhilfe und in anderen aehnlichen Unternehmungen einen Napf Reichseinheitssuppe pro Tag extra. Die ganze Aufnahmefaehigkeit der jungen Leute hat nicht nur durch die 6 Kriegsjahre sehr gelitten, sondern besonders durch die militaerische Ertuechtigung in ihrer Schulzeit sind sie ganz aus dem normalen Denkprozess heraus gekommen. Waehrend der Unterhaltungen bot ich einem der Herren eine Zigarrette an, die er auseinander brach und in seine Pfeife stopfte. Es ging ein Geruecht, dass noch eine sogenannte baltische Universitaet oder displaced persons Universitaet, auf deutsch Verschleppte, irgendwo in Hamburg sein sollte, und wir fanden sie schliesslich hinter den Kirchhoefen beim Untersuchungsgefaengnis. Mein Bekannter liess sich beim Lagerkommandanten melden, der abgesehen von einem schlecht sitzenden Gebiss keinen Eindruck machte. Er sieht etwas aus wie Mr. Punch und koennte zur Not als Nachtwaechter durchgehen. Wir mussten beide in seinem Raum stehen, weil kein Stuhl zur Verfuegung war und als mein BBC Bekannter ihm seinen Wunsch vortrug, ueber Studenten etwas zu erfahren, produzierte dieser englische Control Beamte soviel red tape, dass wir vorzogen das Lokal zu verlassen. Er sagte er koenne selber nichts entscheiden, er muesste seinen Vorgesetzten Colonel anrufen, was er denn auch tat, und der Colonel konnte auch nicht entscheiden, und das ganze machte einen hoechst traurigen Eindruck.

...

Prof. Schuchart brachte uns in seinem Auto gegen 11 Uhr ins Atlantik zurueck, und holte uns Sonnabend frueh fuer die eigentliche grosse Versammlung ab. Am Sonnabend morgen war das Auditorium Maximum der Universitaet voll, sodass man die Schaebigkeit des Gebaeudes von innen nicht mehr bemerkte. Das Zeug konnte nicht wie gewoehnlich draussen abgelegt werden, weil niemand da war es in Empfang zu nehmen. Infolgedessen sassen viele Volksgenossen in ihren gruenen Regenmaenteln. Es waren eine Reihe offizieller Vertreter erschienen, vom Senat Buergermeister Brauer und Senator Dettmann fuer das Gesundheitsamt. Dr. Koenig eroeffnete die Sitzung und gab Buergermeister Brauer das Wort, der eine sehr huebsche Einleitungsrede hielt, dass Deutschland bisher im Ghetto gelebt habe und von den uebrigen Voelkern boykottiert sei, und Hamburger Hafen, und Schiffahrt und Weltpolitik und Aehnliches. Der erste Redner war Prof. Schuchardt, der einen ausgezeichneten Vortrag ueber wissenschaftliche und soziale Zahnheilkunde hielt, aus der seine umfassende Persoenlichkeit seine Belesenheit und seine grosse Befaehigung zur Lehrtaetigkeit hervorging.

Ich (Dickie) sass nicht bei Hans, sondern in einer Ecke zwischen dem Publikum und beobachtete und hoerte was um mich herum gesprochen wurde. Viele, die mich ja alle nicht kannten, schienen sehr begeistert zu sein, ihren alten Lehrer Prof. Tuerkheim wiederzusehen. Manche fragten, „ob er mich wohl noch erkennt"? und sagten, dass er sich mit Ausnahme der weissen Haare eigentlich nicht veraendert haette. Ich muss eingestehen, dass ich den Hoersaal verliess, als Prof. Schuchardt seine Rede begann,

Waehrend mein Dick'chen in der Gaststaette sich den Reichseinheitsduft um die Nuestern wehen liess, nuckelte ich weiter an den Bruesten der Wissenschaft, d. h. bis Schuchardt seine ausgezeichnete Rede beendet hatte. Da sie aber nur Fachinteresse hat, sehe ich keine Sinn darin sie hier ausfuehrlicher zu beschreiben. Die ganze Versammlung wurde dann in mehrere Strassenbahnwagen, die an der Moorweide hielten, in geradezu rasendem Tempo nach Eppendorf verfrachtet. Es dauerte mindestens eine halbe Stunde, und in dieser Zeit, wo wir uns auf der hinteren Plattform draengelten, hatten wir Gelegenheit unsere Butterbrote, die wir aus dem Atlantik mitgenommen hatten, teilweise selber zu essen. Teils bot ich sie den umstehenden Berufsgenossen an, die wiederum teils mit grosser Freude so frei waren, teilweise waren sie aber zu stolz sich wie Affen von einem Nichtarier fuettern zu lassen. Das Eppendorfer Krankenhaus hat anscheinend nicht sehr gelitten, wenigstens soweit wir sehen konnten, im Gegenteil wir waren sehr tief beeindruckt von der zahnaerztlichen Universitaetsklinik, die vollkommen neu und modern in jeder Beziehung eingerichtet ist, mit Units, modernen Lampen, alles verchromt, mit Ruheraeumen, einem Hoersaal, der ungefaehr 150 Personen fasst. Imponierend ein sehr moderner Sterilisierraum mit Heissluft-Trocken-Sterilisierapparaten, die innerhalb weniger Sekunden durch Ventilatoren auf normale Temperatur abgestimmt werden koennen. Schuchardt hatte eine sehr huebsche Ausstellung vorbereitet. Er kann im ganzen 200 Studenten aufnehmen und diejenigen, die auf der Warteliste stehen, werden zum Teil als Hilfsarbeiter verwendet. Bei dem Rundgang war reichlich Gelegenheit nicht nur sich umzusehen, sondern ich habe auch mit vielen alten Bekannten mich unterhalten koennen. Heinrich Schroeder, der Orthodont versuchte mir auch Guten Tag zu sagen, aber ich legte keinen Wert auf das Wiedersehen, da er der erste war, der 1933 mir sagte, das er nun nicht mehr mit mir verkehren koennte. Ein alter Schueler von mir, Gerhard Menzel, der Teilhaber oder Partner von Lehne, interessiert sich besonders brennend fuer die Oxford Bewegung (Franc Buchman) fuer die anscheinend von den Englaendern grosse Propaganda gemacht wird. Zum Abschied schenkte mir Schuchardt einen Kugel-Sterilisierapparat, der mir hier sehr gute Dienste leistet, und es ist ja irgendwo grotesk, dass man so etwas in dem verarmten und zertruemmerten Hamburg finden konnte.

Am Nachmittag tiegerte ich wieder in die Universitaet. Es hatte schon angefangen und im Vorraum standen 2 Maenner in Unterhaltung vertieft. Einer von ihnen war Fabian, der den zahnaerztlichen Lesern dieses Berichtes kein Unbekannter ist. Dieser Mann war schon in die SS Reiterstandarte eingetreten, als noch keinerlei Zwang vorlag. Er war ein ideeller Nazi und wir waren immer die schaerfsten Gegner, wenn wir uns auch nie politisch unterhalten haben. Ich legte auf eine Wiedersehensfreude nicht den geringsten Wert und hatte schon gehofft in den sicheren Hafen des Hoersaales einlaufen zu koennen, als jemand hinter mir herlief und mich anredete: Guten Tag Herr Kollege Turkheim, - und mir seine teutsche Hand ausstreckte. Ich konnte wieder nicht anders als negativ reagieren. Ich war in diesem Moment ausserordentlich englisch und des Haendeschuettelns voellig entwoehnt. „Wie, sagte er, Sie wollen mir nicht die Hand geben, ich habe Ihnen nichts zuleide getan." Ich entgegnete nur, dass es keinen Zweck haette, dass wir uns unterhielten und ging in den Hoersaal, wo bereits ein rheinlaendischer Vertreter sich furchtbar ueber die Reichsversicherungsordnung aufregte. Aus all diesen Vortraegen ueber Krankenkassenwesen und Sozialversicherung sprangen 2 Punkte mit grosser Deutlichkeit hervor: die drohende Waehrungsreform und die Uneinheitlichkeit des Zahnaerzte-Zahntechniker-Standes. Ich war sehr ueberrascht zu hoeren, dass anscheinend die Dentisten beinahe noch in der Mehrzahl sind. Der letzte Redner am Nachmittag war Martin Lazarus, der in einem kleinen Nest in Schweden als Schulzahnarzt taetig ist und der uns ueber seine Taetigkeit mit zahlreichen Lichtbildern sehr interessante Einzelheiten erzaehlte. Nach Schluss der Sitzung am Sonnabend begann der Hoehepunkt meines Lebens !! Und stuerzte sich naemlich eine charmante Reporterin vom Nordwestdeutschen Rundfunk auf mich und sagte mir, dass ich jeden Augenblick von ihr oeffentlich interviewt werden wuerde. Sie gab mir einen Dialogzettel in die Hand und kurze Zeit darauf hatten Ingenieure Mikrophone und Aufnahmegeraete in die Universitaet gebracht und es entstand ein reizendes Plauderviertelstuendchen wo die Herren Koenig, Mueller, Lazarus und ich von diesem Maedchen in sehr dezenter Weise ausgefragt wurden. Nach 10 Minuten wurde uns die ganze Unterhaltung in dem kleinen Volkswagen, der vor der Universitaet lauerte, wieder zurueckgedreht und mein Dick'chen schwor, dass es bestimmt nicht meine Stimme sei.

Sonntag morgen wurde in sehr unenglischer Weise wieder fleissig in der Universitaet gearbeitet. Munz ! Oxford (Muenzesheimer, Berlin) hielt einen Vortrag ueber prothetische Zahnheilkunde und zeigte eine Menge Modelle, die grosses Interesse hervorriefen. Ein weiterer Redner kam von der Sozialversicherungsanstalt Berlin (Dr.Wimmel). Er sprach ueber die zahnaerztliche Krankenversicherung in Berlin, die aber auch nur sehr beschraenktes Fachinteresse hat. Sehr interessant war, dass die beiden zahnaerztlichen Vertreter, die aus der Sowjetzone kommen sollten, und die auch, wie ich, im Dezember eingeladen waren, 3 Tage vor Beginn der Versammlung abtelegrafieren mussten, da sie ihre Papiere von den Russen nicht rechtzeitig bekommen konnten!

Ich war der letzte auf der Liste und erzaehlte den aufhorchenden Berufsgenossen ueber die soziale Zahnheilkunde in Gross Britanien und ueber das kommende National Health Scheme. Ich musste sehr viel improvisieren, da ich aus den frueheren Vortraegen und der Diskussion merkte, wofuer man sich in Hamburg besonders interessierte. Sonntag mittag um ½ 2 war die ganze Sache zu Ende und es begann ein endloses Abschiednehmen, Haendeschuetteln, Verbeugungen. Ich wurde nach dem Verbleib u.a. nach *Hanne Meyer* gefragt und ob ich wieder zurueckkommen wollte nach Hamburg, und ob ich Fritz Labands Adresse wuesste, und wie es Frau Laband ginge, und dass Seefelds Assistent Thecklenburg vor 5 Wochen Vater geworden sei, und dass Herr Schiorf, der zugegebenerweise Konzentrationslagerinsassen Goldfuellungen und Goldzaehne ausgebrochen hatte, wieder praktizieren darf, anscheinend auf Anordnung der Englaender.

Hans ist natuerlich zu bescheiden, um viel von seiner Vorlesung zu berichten. Aber der Vollstaendigkeit halber will ich noch ein paar Worte dazu setzen. In dem Moment, wie Hans aufstand um aufs Podium zu gehen, ging ein solcher Beifall los, dass es Hans Gott sei Dank Zeit genug gab, seinen Vortrag in ruhiger Art zu beginnen, und nur ich hatte gemerkt, wie es um seinen Mund zuckte. Am Ende des Vortrages ging ein minutenlanger Beifall los, und ein grosser Teil seiner alten Schueler queute um ihm die Hand zu schuetteln. Manch einer hat sich allerdings auch gedrueckt (ich {= *Hans*} war inzwischen rausgegangen, teilweise sowieso und teilweise aus angeborener Bescheidenheit). Ich habe eine ganze Menge alte bekannte Gesichter gesehen, Klaus Birgfeld, Heine, Klapproth, Diethold, Hans Flueger, aber keiner von denen hatte den Wunsch mich zu begruessen. Und ich hatte wieder das Gefuehl, wie bei dem Universitaetssyndikus. Doch der Ehrlichkeit halber setzt unser Dick'chen noch dazu, dass manchem die Traenen runterliefen, nachdem sie Hans die Hand geschuettelt hatten.

...

Wir hatten allen Bekannten gesagt, dass wir Montag abreisen wuerden. Ich telefonierte stundenlang mit Prof. Degkwitz, d.h. er redete die ganze Zeit ueber politische Dinge und dass er ein Buch geschrieben habe „Das alte und das neue Deutschland", in dem er sich an die deutsche Jugend wendet, und dass er Hamburg verlaesst und zu Merck nach New York geht. Nach dem Fruehstueck holte uns der „junge" Seefeld ab. Ich glaube er ist ueber 40. Frau Senator Karpinski hatte uns freundlicherweise ihren BMW und Herrn Giese zur Verfuegung gestellt und brausten wir im ersteren nach Friedrichsberg an den ueblichen Truemmerhaufen vorbei, wo Prof. Schuchardt uns bereits erwartete. Er ist der Leiter der Nordwest Deutschen Kieferklinik und ist der Mann fuer Kieferplastik. Er hat in seiner Station 170 Betten, wir machen Visite mit ihm und haben etwa 40-50 Faelle gesehen und ich muss sagen, dass wir ausserordentlich beeindruckt waren, von seiner Persoenlichkeit und von seinen Leistungen. Einer seiner Assistenten ist Volker Krueger, ein Mitschueler von Mucki, der ungeheuer erstaunt tat, dass Mucki nicht in Deutschland hatte studieren koennen. Erstaunlich ist die tadellos gehaltene

Bettwaesche und wenn auch Gardinen z. B. sehr geflickt sind, es ist alles tadellos sauber und nichts zerrissen. An jedem Bett standen Blumen und die Atmosphaere war warm und herzlich, und nichts mehr vom frueheren Autoritaetsverhaeltnis zwischen Chefarzt, Untergebenen und Patienten. Zum Abschluss bewirtete uns Prof. Schuchardt mit Tee und gebackenen Apfelscheiben.

Alle Nazis, die nie Nazis gewesen waren, da sie Juden bei sich beherbergt hatten, bitten jetzt um „Persilbriefe". Wir bekamen zum Abschied noch eine Reihe von Buecher geschenkt, die nach dem Zusammenbruch geschrieben waren. Das alte und das neue Deutschland, Der SS-Staat, Wahn und Wirklichkeit. Die Ermordeten waren schuldig? Aus all diesen Buechern geht die ganze perverse und viehische Gesinnung der Nazi Religion klar und deutlich hervor, und es ist ganz offensichtlich demnach, dass z.B. die Konzentrationslager unbekannt gewesen sind.

London W. I

Dieser Bericht ist an verschiedenen Abenden von Dickie und Hans Turkheim direkt in die Maschine didktiert worden, daher manche Tippfehler. Ansonsten wurde er vor *der Währungsreform geschrieben.*

Anlage 6

Wissenschaftliche Arbeiten von Friedrich Wohlwill

Die nachfolgende, wahrscheinlich unvollständige Veröffentlichungsliste basiert auf einer maschinengeschriebenen Anlage zum Schreiben des Hamburger Rechtsanwaltes Albrecht[433], die wahrscheinlich von Friedrich Wohlwill selbst erstellt wurde. Titel: Scientific Papers of Friedrich J. Wohlwill. Unleserliche oder unklare Angaben konnten auf Grund des Schrifttumsverzeichnis aus dem Nekrolog von A.Schuback, erschienen 1960[434], rekonstruiert werden. Das Erscheinungsjahr war nicht bei jeder Veröffentlichung angegeben, zu einigen portugiesische Arbeiten lagen nur die deutschen Übersetzungen der Titel vor. Die Abkürzungen der Titel und Fachzeitschriften nebst Erscheinungsdatum wurden weitgehend beibehalten.

1. Der Kaliumgehalt des menschlichen Harns bei wechselnden Zirkulationsverhältnissen in der Niere, in: Arch.f. exper. Pathol. u. Pharmakol. Vol 54.
2. Über die Wirkung der Metalle der Nickelgruppe, in: Ibid. Vol. 56.
3. Über Influenzabacillenbefunde im Bronchialbaum, in: Münch. med. Wochschr. 1908,7.
4. Zur Genese der multiplen Milzzysten, in: Virch. Arch. Vol 194, 1908.
5. Über die Entstehungsweise der Milzzysten, in: Zbl. f. Pathol. Vol. 21,8, 1910.

---

433. STA HH, Hochschulwesen, Dozenten- und Personalakten IV - 361-6, RA Albrecht an das Personalamt der FHH, 14.8.1958.
434. Schuback, A: FJ. Wohlwill. Verhandlungen der Deutschen Gesellschaft für Pathologie, 44.Tagung 1960, S. 360-362. München 1960.

6. Über gleichzeitiges Vorkommen von Hirngliom und -sarcom, in: Mitt. aus d. Hamb. Staatskrankenanstalten, Vol. 11,2.

7. Über funktionell bedingtes Fehlen d. Patellarreflexe, in: Neur. Zbl. 1909, 11.

8. Über ascend. Sensibilitätsstör, b. Rückenmarkskompression, in: Ibid. 1910, 12.

9. Über psychische Störungen b. funiculärer Myelitis, in: Ztschr. f.d.ges.Neur. u.psych.Vol.8.

10. Verhalten d. Blutdrucks b. Delirium tremens, in: Arch. f. Psych. Vol. 47,3.

11. Zur Frage der traumatischen Paralyse, in: Arch. f. Psych. Vol. 47,3.

12. mit Anton: Multiple nicht eitrige Encephalomyelitis u. mult. Sklerose, in: Ztschr. f.d.ges.Neur. u. Psych. Vol. 12,3.

13. Multiple Sklerose, in: Sammelreferat. Ztschr. f.d.ges. Neurol. u. Psych. Referate Vol. 7.

14. Zum Kapitel d. posttraumatischen Psychosen, in: Monatsschr. f. Unfallhk. Vol. 20,3.

15. Über Pachymeningitis interna haemorrhagic, in: Virch. Arch. Vol. 214, 1915.

16. Über amoeboide Gli, in: Virch. Arch. Vol. 216, 1914.

17. Zur Frage d. amoeboiden Glia, in: Arb. a.d. Wiener Neur. Inst. 1919, Vol. 22.

18. Entwicklungsstörungen d. Gehirns u. Epilepsie, in: Ztschr. f. d. ges. Neur. u.psych.33, 3/4.

19. Veränder. d. Gehirns b. Typhus exanthemat. u. ihr Verhältnis z. d. Processen in d. Roseolen d. Haut, in: Arch. f. Dermat. u. Syphilis, Vol. 132.

20. Über ein Phaenomen. Untersuchung hyster. Anaesthesien, in: Neur. Zbl. 1918, 24.

21. Pathol.-anatom. Untersuch, am Gehirn klinisch nervengesunder Syphilitiker, in: Arch. f. Psych. Vol. 59, 2/3.

22. Pathol.-anatom. Veränder. des Zentralnervensystems bei aquirierter und kongenitaler Syphilis, in: Derm. Wochenschr. Vol. 67, 1918.

23. Organ. Nervenkrankheiten u. Krieg, in: Ztschr. f.d.ges. Neur. u. Psych. Referate Vol. 19.

24. Die Geschichte der pathol. Anatomie d. Nervensystems, in: Deutsche med. Wochenschr. 1920, 33.

25. Über d. Vorkommen v. Gliarosetten im Rückenmark b. Tuberculose, in: Beitr. z. Klinik d. Tuberculose, Vol. 50.
26. Zur pathol. Anatomie d. Nervensystems bei Herpes zoster, in: Ztschr. f.d.ges. Neurol. u. Psych. Vo. 89,1/3, 1924.
27. mit Hoffmann: Parkinsonismus u. Stirnhirntumor, in: Ztschr. f.d.ges. Neur u. Psych. Vol. 79.
28. Über d. nur mikroskopisch nachweisbare Form d. Periarteritis nodosa, in: Virch. Arch. 246, 1923
29. Herpes zester b. Carcinose d. Intercostalnerven, in: Derm. Wochenschr. Vol. 64.
30. Herpes zoster, in: Derm. Wochenschr. Vol. 76, 1923.
31. Zur Frage der Encephalitis congenita, I, in: Zeitschr. f.d.ges.Neur. u. Psych. Vol. 69, 1921.
32. Zur Frage der Encephalitis congenita, II, in: Zeitschr. f.d.ges.Neur. u. Psych. Vol. 73, 1921.
33. Zur Frage der Encephalitis congenita, in: Verh. d. Dt. Ges. f. Pathologie, 19. Tag., 1924.
34. Traumat. Geburtsschädigung d. Gehirns, in: Münch. med. Wochenschr., 1922, 34.
35. Die Bedeutung d. Geburtstraumas f. d. Entstehung v. Gehirnkrankheiten, in: Klin. Wochenschr. 1926, 18/19
36. Das Zentralnervensystem b.d. Gasbrandinfektion d. Menschen, in: Deutsche med. Wochenschr. 1922,2.
37. mit Diehl: Beitrag z. Lehre v. hämolytischem Ikterus, in: Mitt. a.d. Grenzgebieten d. Mediz. u. Chir., Vol. 38, 1925.38.
38. Über Pfortadersklerose u. Banti-ähnliche Erkrankungen, in: Virch. Archiv Vol. 254,2, 1925.
39. Über Pfortadersklerose u. Banti-ähnliche Erkrankungen, in: Zentralbl. f. inn. Mediz. 1925, 29.
40. mit Holm: Experimentelles z. Pfortadersklerose,in: Verh. d. Dt. Ges. f. Pathologie, 22. Tag., 1927.
41. Über Broncediabetes, in: Verh. d. Dt. Ges. f. Pathologie, 20. Tag., 1925.
42. mit Zadik: Eine ungew. Komplik. b. Molluskum contagios, in: Arch. f. Dermatol. Vol. 149.
43. Eugen Fraenkel, in: Deutsche med. Wochenschr. 1926, 7.
44. Nicht eitrige Entzündung d. Nervensystems, in: Spez. Pathol. u. Ther. innerer Krankheiten (Kraus-Brugsch) X, 2. Teil.

45. Pathol.-anat. Untersuch, über d. Syphilis d. uropeot. System, in: Zeits. f. urol. Chir, Vol.22, S. 104.
46. Über syphil. Erkrank, d. Niere, in: Zbl. f. inn. Medizin, 1926, 45.
47. mit Sachs: Systemerkrankungen des reticulo-endoth. Systems u. Lymphogranulomatose, in: Virch. Arch. Vol. 264, 3.
48. Über mykotische Encephalitis, in: Arch. f. Psych. Vol. 79,4.
49. Über Encephalomyelitis. b. Masern, in: Zeitschr. f.d.ges. Neur. u. Psych. Vol. 112, 1/2.
50. mit Trömmer: Über Erkrankungen d. Nervensystems b. Leukaemie, in: Deutsche Zeitschrift für die Nervenheilkunde, Vol. 100.
51. mit Bornstein and Schirlitz: Über d. Ersatz d. cirkulier. Bluts d. artfremdes, defibriniertes Blut, in: Arch. f. exper. Pathol. u. Pharmak. Vol. 127, 5/6.
52. Über Placentaentzünd. u. fetale Sepsis, in: Verh. d. Dt. Ges. f. Pathologie, 23. Tag., 1928.
53. mit Bock: Placentaentzünd. u. fetale Sepsis, in: Arch. f. Gynaek. Vol. 135,2.
54. Weitere Unters.über Entzünd. d. Placenta u. fetale Sepsis, in: Ziegl. Beiträge, Vol. 85.
55. mit Bock: Unters, über Entzünd. d. Placenta u. fetale Sepsis, in: Verh. d. Dt. Ges. f. Pathologie, 25. Tag., 1930.
56. Hypophyse u. Zwischenhirn bei Carcinom, in: Deutsche Zeitschrift für die Nervenheilkunde Vol. 105, 1/4.
57. Pathol. Anatomie d. peripher. Sympathicus, in: Deutsche Zeitschrift für die Nervenheilkunde Vol. 107, 1/4.
58. mit Reinecke: Über haemophile Gelenkerkrankungen, in: Arch. f. klin. Chir. Vol. 154, 3.
59. Über Hirnbefunde b. Insulinüberdosierung, in: Klin. Wochenschr. 1928, 5.
60. Zwei seltene Komplikationen b. mult. "Sklerose", in: Journ. f. Psych. u. Neurol.Vol. 37, 1.
61. Tierische Parasiten d. Nervensystems, in: Fortschr. d. Neurol. u. Psych. Vol. l,8.
62. Knochenerkrankung u. ihre Beziehung z. Neurologie, in: Fortschr. d. Neurol. u. Psych. Vol. 1,8.
63. Allgem. Pathol. Anatomie d. Nervensystems, in: Fortschr. d. Neurol. u. Psych. Vol. 1,9.
64. Ulcus pylori u. accessor. Pancreaskeim, in: Klin. Wochenschr., 1929, 46.

65. Zur Frage Veränderungen d. Gehirns bei Gasbrand, in: Allg. Zeitschr. f. Psych., Vol. 93, 5/6.
66. Zur pathol. Anatomie d. malig, medianen Kleinhirntumoren d. Kinder (sog. Meduloblastom), in: Zeitschr. f.d.ges. Neur. u. Psych., Vol. 128, 1/4.
67. Nutzbarmachung d. Sektionsmaterials f. d. Krankenhausaerzte, in: Zeitschr. f.d.ges.Krankenhauswesen. 1930, 18.
68. mit Hegler: Fettgewebsnekrosen in Subcutis u. Knochenmark durch Metastasen eines Carcinoms d. Pancreasschwanzes, in: Virch. Arch. Vol. 274, 3, 1930.
69. Pathol. Anatomie. - Histolog. Technik, in: Holm: Laboratoriumstechnik i.d. Medizin, Hamburg 1931.
70. Zum Kapitel d. pathol.-anat. Veränder. d. Gehirns u. Rückenmarks b. pern. Anaemie u. verwandten Affektionen, in: Deutsche Zeitschr. f. Nervenk. Vol. 68/69.
71. Funiculäre Myelose u. funic. Myelitiden, in: Deutsche Zeitschr. f. Nervenk. Vo.. 117/119.
72. mit E. Strauss: Der Hitzschlag, in: Spez. Pathol. u. ther. inn. Krankh. (Kraus-Brugsch), X, 2. Teil.
73. Die pathol. Anatomie d. Hirnbasis, in: Kurzes Handb. d. Ophthalmolgie. Vol.6.
74. Über eine Massenvergiftung durch Phosgengas in Hamburg, in: Deutsche med. Wochenschr. 1928, 37.
75. Über akute pseudolaminäre Ausfälle d. Grosshirnrinde b. Krampfkranken, in: Monatsschr. f. Psych. u. Neurol., Vol. 80.
76. Über Regenerationserscheinungen d. Prostata nach Elektrokoagulation, in: Zentralbl. f.Chir. 1932, 12.
77. Zur pathol. Anatomie d. Bang-Erkrank. d. Menschen, in: Virch. Arch. Vol. 286, l, 1932.
78. Funktionelle Störungen d. Speiseröhrenentleerung u. Entstehung bösartiger Ösophagusgeschwulste, in: Med.Welt 23, 1932.
79. Über "Prothesenrandknoten", in: Virch. Arch., Vol. 288, 2, 1933.
80. Pathol.-anatom. Beiträge z. Frage: Varicellen u. Nervensystem, in: Marissage-Festschr. 1933
81. mit Beck: Tierversuche z. Frage d. fetalen Entzündung, in: Virch. Arch. Vol. 291,3.

82. Contribui?ao anatomo-patologioa para o problema des septice-
mias,
in: Inprensa medica 1935, 5.

83. Sobre a importancia da morfologia em geral e especialmente na
encelogia,
in: Lisboa medica, 1935.

84. Herpes zoster, in: Handbuch d. Neurologie (Bumke-Foerster),
Vol. XIII.

85. Sobre a septioemia fetal e a Ontogenese da inflamacao,
in: Imprensa medica, 1936, 2.

86. Infantiler Skorbut, in: Henke-Lubarsch: Handbuch d. pathol.
Anatomie. Vol. VI.

87. Tumores dos testiculos, in: Lisboa medica, 1936.

88. Tumores limfoepiteliais, in: Lisboa medica, 1935.

89. Pathol.-anatom. Beiträge z. Problem d. Sepsis, in: Arquivo do
Patologia, Vol. VII, 2/3.

90. Tumores embrionarios do tecido nervoso, in: Lisboa medica,
1936.

91. Über d. Stroma d. Uteruscarcinoms, in: Arquivo de Patologia.
Vol. VIII,

92. Cerebrale Kinderlähmung, in: Handbuch d. Neurologie (Bumke-
Foerster), Vol. XVI.

93. Infeccao generalisada na doenca de Nicolas-Favre, in: Lisboa
medica, Vol. XIV, 1937.

94. Sobre la anatomia patol. da encefalite e mielite nao purulenta, in:
Medicina, 1939.

95. A proposito da anatomia patol. da sfilia pulmonar adquirida, in:
Lisboa medica, Vol. XV.

96. Über d. Häufigk. d. Lungensyphilis in Portugal. Ein Beitrag
z.geograph. Pathologie, in: Schweiz. mediz. Wochenschr, 1938,
43.

97. Zona, in: Les Ultravirus des maladies humaines (Levaditi-
Legime), Paris, 1938.

98. Sobre un caso de sifilis bronco-esofago-traquse-pulmonar com
fistula esofago-
traqusa, in: Lisboa medica, Vol. XV, 1938.

99. Sobre e encefalite embolica na endocardite lenta, in: Lisboa
medica. Vol. XV, 1938.

100. Über hepatitis interstitialis infitrativa diffusa, in: Schweiz. Zeitschr. f. allg. Pathol. u. Bakteriol., Vol. XI, 4.

101. Forma pulmonar da doenga da Weil, in: Lisboa medica. Vol. XIX, 4.
102. Sobre a anatomia patologica da sifilis renal, in: Med. Contemp. 18, 1938.
103. Sobre a anatomia patol. das Lipoidesos, in: Lisboa medica, Vol. XIX, 8.
104. Über Gewebsreaktionen auf Thorotrast, in: Memorias da Acad. das ciencias de Lisboa, 1939.
105. Sobre algemas complicacoes paras da febre tifoide, in: Imprensa medica, 1938,11.
106. Linfogranulomatose, reticulo-endoteliose e reticulo-sarcoma in: Lisboa medica, Vol. XVII, l.
107. Algumas observacoes sobre reticulo-sarcoma e reticulo-endskolioses, in: Lisboa medica, Vol. XVIII. l, 1941.
108. Anatomia patologica do reumatismo agudo, in: Clinica, Higiene, etc. 1940, 7.
109. mit Castro Freire and Luiz Malheiro: Sobre dois casosde endoflebite hepatica obliterante, in: Lisboa medica Vol. XVII. 8, 1940.
110. Nachtrag z. d. Mitteil, über 'Hepatitis interstitialis infiltrativa diffusa. ' in dieser Zeitschr., in: Schweiz. Zeitschr. f. allg. Pathol. u. Bakteriol. Vol. XXX, 1.
111. Untersuchungen über d. Gewebsreaktion auf Thorotrast, in: Schweiz. Zeitschr. f. allg. Pathol. u. Bakteriol., Vol. V, 1/2.
112. Novas observacoes sobre as reaccoes dos tecidos as torotraste, in: Memorias da Academia das ciencias de Lisboa, 1940.
113. Formas atipicas da amiloidose, in: Amatus Lusitanus, 1942, 5.
114. A anatomia patol. do tifo exantematico, in: Bol. Clin. dos Hosp. Civis de Lisboa, 1942, 14/15, und in: Medicina contemporansa Vol. IX, 12, 1942.
115. mit Reinaldo dos Santos: Lipo-mio-angioma parcialmente sarcomatose, etc., in: Lisboa medica, Vol. XIX, 3. 1942.
116. Sobre a importancia dos metodes fotograficos na anatomia patologica, in: Memorias da Academia das ciencias de Lisboa, 1940.
117. Formas atipicas e quadros extraordinarios da linfogranulomatose, in: Lisboa medica, Vol. XI., 1942.

118. Estudo estatisticas sobre äs relacaes entre a sifilis e ... (Rest unleserlich),
in: Higiene o Hidrologia, 1943, 8.

119. mit Morais David: Histoplasmose Darling, in: Lisboa medica, Vol. XX, 9. 1943.

120. Algumas observacoes anatomo-patologicas na oritro-leuco-blastose fetal,
in: Lisboa medica, Vol. XIX, 1945.

121. Cistisenses cerebral, in: Lisboa medica, Vol. XX, V. 1945.

122. Consideracoes acerca da commicacao do Sr Egas Moniz sobre colesteatomas
cerebrais, in: Memorias da Academia de ciencias de Lisboa, 1944.

123. Vias extraordinarias de infeccoes urinaria, in: Amatus Lusitanus, Vol. IV, 6.

124. Sobre a anatomia patologia da infeccao general na doena de Nicolas Favre,
in: Memorias da Academia das ciencias de Lisboa, 1944.

125. Zur pathol. Anatomie d. Allgemeinerscheinungen bei d. Nicols-Favreschen
Krankheit, in: Schweiz. Zeitschr. f. allg. Pathol. u. Bakteriol., Vol. VI, 3.

126. mit L. Laires and M. Nanzare: Uma observace sobre de sepsis pelo bacilo de
Friedländer, in: Lisboa medica. Vol. XX 5/6, 1945.

127. Contribuicao para comecimento das facomatoses, in: Lisboa medica, Vol. XXIII, 2, 1946.

128. mit F. da Fonsera: Tifos exantematico, in: Barcelona-Buenos Aires, 1944.

129. As hepatites no purulentas, in: Bol. clin. dos Hospitais Civis des Lisboa, 1945, 25-36.

130. mit Reinaldo dos Santos: Li9oes de patologica Cirurgica Geral, in: Lisboa, Barcelona, Rio de Janeiro, 1946.

131. mit Reinaldo dos Santos: Un fibroma calcificado do rim, in: Amatus Lusitanus. Vol. IV, l.

132. mit C. Larroude: Tumores raros dos ossos nasais, in: Imprensa medica. Vol. XI, 15. 1946

133. Brain Abcess, in: Henke-Lubarsch, Handbuch d. Pathol. Anatomie.

134. mit Jetter: Occurance of plasmaceals after ionising irradiation in dog,
    in: Amer. Journ. of Pathol. 29. 1953
135. Mit Jetter und Lindsley: The effects of I-radiation on physical exercise and be-
    havior in the dog related haemotological and pathological control Studie, in: Boston University 1953.
136. mit Bernstein und Yakovlev: A case of unusual, presumably familial leucodystrophy mit megalencephal, in: Journ. of Neuropath. a. exp.Neurol. 16, 1957.
137. mit Yakovlev: Histopathology of meningo-facial angiomatosis (Sturge-Weber's diseas), in: Journ. Neuropath. a.exp. Neurol. 16, 1957.
138. Symmetrical softening in Leucodystrophy of childhood. Metrachromatic ty,
    in: Journ. Neuropath. a.exp. Neurol. 17.
139. mit Paine: Progressive demyelinating leucoencephalopathy, in: Neurology 8, 1958.

Die Titel zweier Veröffentlichungen waren unlesbar, so dass von mindestens 141 Arbeiten ausgegangen werden kann.

VII Danksagung

Arlette Andrae, Hamburg
Olga Bornstein Wise, Austin, USA/Texas
Dr. med. Ingrid Buck, Hamburg
Dr. med. Klaus Buck, Wilster
Dr. med. Ernst Haack , Hamburg
Dr. med. Adolf Hartjen, Hamburg
Dr. med. Maria Hertz , Hamburg
Michael Joho, Hamburg
Dr. med. Helmut Koch, Hamburg
Elsbeth Leser, Caulfield, Australien
PD Dr. Ina Lorenz, Hamburg
Herta Müller, Hamburg
Henry J. Nord, Chicago, USA/Illinois
Erika N. Richards, Los Altos, USA/Kalifornien
Prof. Dr. med. Werner Schmidt, Hanau
Prof. Dr. med. Werner Selberg, Hamburg
den Mitarbeitern des Staatsarchivs Hamburg
den Mitarbeitern der Bibliothek des Ärztlichen Vereins in
Hamburg
den Mitarbeitern des Leo-Baeck Institut New York City
dem Präsidium des Ärztekasinos des AK St.Georg.